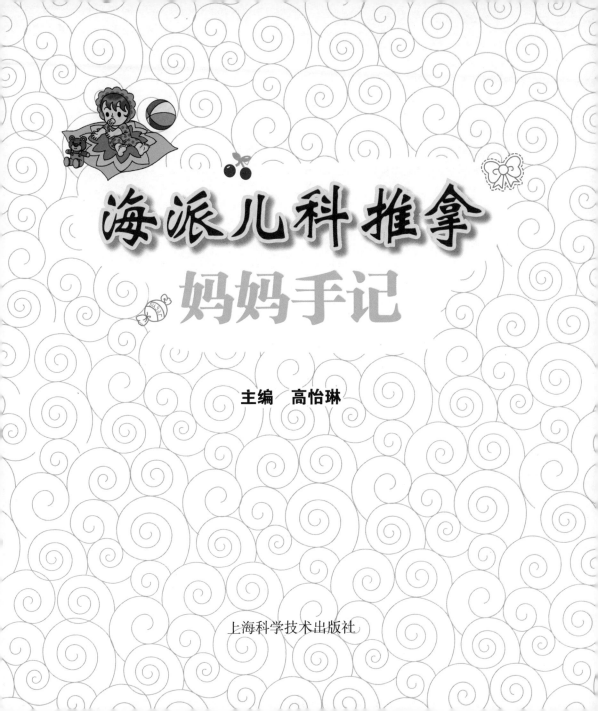

海派儿科推拿
妈妈手记

主编　高怡琳

上海科学技术出版社

图书在版编目（CIP）数据

海派儿科推拿．妈妈手记/高怡琳主编．—上海：上海科学
技术出版社，2019.1
ISBN 978-7-5478-3637-8

Ⅰ.①海… Ⅱ.①高… Ⅲ.①小儿疾病—按摩疗法（中医）
②婴幼儿—保健操 Ⅳ.①R244.1 ②R174

中国版本图书馆CIP数据核字（2017）第160466号

本书得到上海市进一步加快中医药事业发展三年行动计划（2014年–2016年）"中医药文化平
台建设项目——岳阳医院中医药文化宣传教育基地"项目（编码 ZY3-WHJS-1-1014）和上
海市科学技术委员会"听岳阳人讲中医药文化"项目（编码 16DZ2346200）的资助。

海派儿科推拿：妈妈手记
主编　高怡琳

上海世纪出版（集团）有限公司
上海科学技术出版社　出版、发行
（上海钦州南路71号　邮政编码200235　www.sstp.cn）
浙江新华印刷技术有限公司印刷
开本787×1092　1/24　印张 $6\frac{1}{3}$
字数80千字
2019年1月第1版　2019年1月第1次印刷
ISBN 978-7-5478-3637-8/R·1400
定价：25.00元

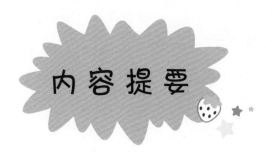

内容提要

　　本书从普通母亲、父亲、奶奶等家长的视角，记录他们学用海派儿科推拿手法为宝贝防治疾病的经验和感悟，情感真挚、内容详尽。他们将自己的亲身体验凝成文字，与广大家长分享学用海派儿科推拿手法为宝贝健康保驾护航的心得体会与实用技巧，希望海派儿科推拿能够造福更多的宝贝和家庭。

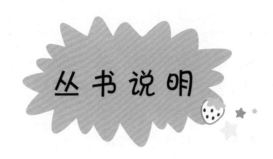

丛 书 说 明

  2015年，诺贝尔生理学或医学奖授予中国科学家屠呦呦研究员，以表彰她对青蒿素的发现所做出的贡献。屠研究员在瑞典领奖时演讲的主题是"青蒿素：中医药给世界的一份礼物"，这份演讲报告便是一种"文化自信"的表现，是我们向世界传递声音、输出中国上下五千年的知识与文化的标志，是中国的骄傲。通过许多研究团队的努力，我们相信传统中医药能够献给世界的礼物绝不仅中药这一种，还有许多中医疗法都值得深入研究和挖掘，这其中就包括中医儿科推拿。

  儿科推拿是在中医推拿学和儿科学的基础上发展和形成的，而海派儿科推拿则是发生、发展在上海这一特定地域的中医儿科推拿流派。海派儿科推拿以小儿推拿和一指禅推拿为实质内涵，因具有海派文化和海派中医的特色而冠以"海派"之名；而上海地域具有海纳百川、融汇百家、兼收并蓄、扬长补短的人文精神和学术风格，广泛吸取全国各学术流派的临床经验和学术思想，不计较门户之见，使得"海派"有了更多外延与内涵。

海派儿科推拿具有易学、易掌握的特点，只要用心学习、勤加练习，就可以熟练掌握。此外，还有方便易行的特点，不受场地、时间的严格限制，是一种可操作性很强的绿色疗法。编写这套丛书，正是想将"海派儿科推拿"这个十分有特色又十分实用的保健防病技能及其所蕴含的丰厚文化底蕴传播给大众。爸爸妈妈甚至爷爷奶奶、外公外婆，能够在生活中随时为家中小宝贝保健护理，为宝贝的健康保驾护航，是一件多么让人振奋的事情！

希望各位读者能够通过本套丛书，对"海派儿科推拿"有一个相对全面的认识，能够爱上海派儿科推拿并成为海派儿科推拿的学习者和宣传者，让更多人从中获益。也希望能吸引更多有识之士，尤其是年轻人加入到海派儿科推拿这支队伍中来，为儿童卫生保健和医疗事业做出贡献。

金义成　孙武权

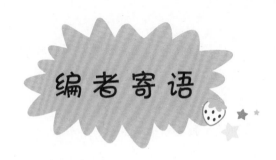

编 者 寄 语

　　孩子从出生开始就面临着各种疾病的威胁，特别是出生 6 个月后，从母体获得的抗体消耗殆尽，孩子的自体防御功能尚不成熟，患病的概率明显增大。孩子生病，是让父母最手足无措的事情，看着往日活泼快乐的孩子因为患病变得精神萎靡、无精打采；看到孩子打针吃药时的不配合、挂点滴扎针时痛得嚎啕大哭，父母心急如焚，怪自己没能呵护好宝贝，恨不得由自己来代替孩子受针药之苦。

　　如果不用打针、吃药，就能治好孩子的病，那这样的治疗方法一定是父母求之不得的。小儿推拿就是这样一种安全、绿色、无副作用，且操作简单、易学易懂的"绿色"治疗方法，同时也是一种预防保健的方式。

　　"为人父母者，不知医为不慈。"宝宝从来到这个世界的那一刻起，最依恋的就是父母的怀抱和温暖的双手。我们作为父母，要用好天然"药物"——海派儿科推拿，使用我们最温柔、最体贴的双手为宝贝防治疾病，把爱和健康送给自己的宝贝。

本书以学习过海派儿科推拿的爸爸、妈妈等家长们的视角作为切入点，暂时绕开枯燥的医学知识，用家长最易理解的语言将相关知识和技巧进行传递交流，引领对海派儿科推拿感兴趣、却至今全无所闻或知之甚少的家长轻松了解和学习海派儿科推拿的基本知识。本书编者用心记录典型案例并分享给读者，包括生活中常见小儿疾病的海派儿科推拿防治手法的实操运用、治疗效果及家长学习海派儿科推拿过程中的心得体会。

当您用温柔的双手在宝贝的身上轻轻摩挲、按揉的时候，您能带给孩子的不仅仅是健康，还有满满的温暖、信心和爱！相信我们，假以时日，您和孩子都会爱上海派儿科推拿，并享受其带来的健康和在此过程中传递的浓浓爱意……

高怡琳

（声明：本书儿童模特的肖像已获其监护人授权同意使用）

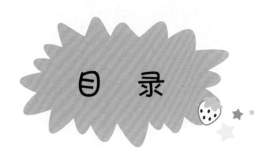

目　录

壹
心 得 篇

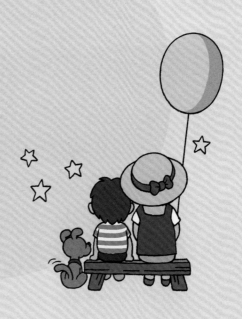

我所认识的
海派儿科推拿

    我是一位5岁孩子的妈妈，孩子的健康是我最关心的问题；我也是一名执业药师，深知药物对人体的影响，"是药三分毒"，何况婴幼儿脏腑娇嫩，对药物刺激更敏感。家女体质比较好，所以一般感冒发热等病证甚少用药，基本靠扛。扛到病程结束虽然也能自愈，但其间症状毕竟存在。怎样在病程内减轻症状，让孩子更舒服些呢？

    虽然平时我也看书自学一些中医知识，对小儿推拿这门学科略有知晓，但认知程度不高。直到1年前，参加执业药师再教育，有幸选修了岳阳医院关于推拿的课程，由此真正开始深入了解小儿推拿这门学科，并且深深为之所吸引。医生用一双手，在小儿体表特定的穴位或部位上施以手法，即可预防和治疗小儿疾病，属外治法。小儿推拿不使用药物，却能够起到用药的作用，而且没有药物的副作用，具有安全、有效、痛苦少的特点，更易被小儿接受。

    至今，小儿推拿已经形成多种流派，如湘西小儿推拿流派、三字经流派以及以小儿推拿名家金义成为代表的海派儿科推拿。说到海派，不由让人想起海纳百川的上海，如何定义海派儿科推拿？海派儿科推拿是指发生、发展在上海这一特定地域的中医小儿推拿，以中医历史和文化为魂，因其特色和特点而冠以"海派"之名，这是有派之谓。

　　提起我的儿科推拿学习之路，可谓一波三折，刚接触海派儿科推拿的同时，我也通过各种渠道参加过不少在做儿科推拿的组织所办的培训班，却始终觉得不得要领。这些培训当中，有的是公益组织请来名家做讲座，但由于时间比较仓促，一次 1 ~ 2 小时的课程，要把儿科推拿的基础理论与手法都阐述清楚，几乎是不可能的。当时讲座的主要内容是基本手法和感冒及发热的处理。听完后云里雾里，感觉对穴位（部）完全无从下手。接着就将资料束之高阁，不了了之。还有一些更离谱，打着公益的幌子收取场地费、茶水费，到了现场才发现原来儿科推拿只是个幌子，主办方实际在卖一些保健品，甚至天价推销推拿介质，而且把产品吹嘘得神乎其神，如此地处心积虑，实在让人气愤！

　　连续几个月参加了海派儿科推拿公益讲师团的科普讲座后，我终于有了回归到本位的感觉。上海中医药大学附属岳阳中西医结合医院推拿科成立的海派儿科推拿讲师团，由海派儿科推拿奠基人金义成教授、原中华中医药学会推拿分会首任主任委员曹仁发教授担任首席顾问，全国推拿界名家汇聚指导，成员汇聚了上海岳阳医院、龙华医院、曙光医院、市中医院推拿科从事儿科推拿临床、科研、教学工作的骨干医师。他们不但每月举办一次公益的科普讲座，还针对有意系统学习儿科推拿的家长开设了"海派儿科推拿培训班"，另外，也通过自媒体等方式，宣传安全、有效、科学的海派儿科推拿方法。

上海所体现的海纳百川、融汇百家、兼收并蓄、扬长补短等人文精神和学术风格，广泛吸取各个流派的学术经验，不计较门户之见，又使海派无派。依我理解，海派儿科推拿更可以从广义上理解为汲取各儿科推拿门派之所长的儿科推拿流派。

希望各位爸爸妈妈在学习的路上不要像我一样走弯路，能系统而正规地学习海派儿科推拿，为自己和身边孩子们的健康保驾护航。

（高怡琳）

常用穴部学习心得

2015 年春天，女儿在几次感冒后，咳嗽迟迟没有痊愈，有一次甚至连续咳嗽了 20 多天，我实在坐不住了，自己先在网上找儿科推拿视频看，但我发现视频太多、太散，无法判断哪个才是正确的，于是我去买推拿书回来读，但因为没有人指导，推拿终究还是进行不了。很多穴位（部）仅靠看书是无法掌握的，完全不知道如何才能正确取穴。找不准穴位（部）、不知道用多大的力度合适，也不知道操作频率该快还是慢，不敢下手，怕推错了没治好病反而延误了病情，甚至被自己推得病情加重了。好在我有幸参加了一次岳阳医院的讲座，这次小儿推拿体验，我看到老师的实操，第一次学会了捏脊，也对女儿的体质有了深一步的了解。

这之后，我又买了两三本推拿书。未曾想看的书越多，我的疑问也越来越多，进入了一段混乱的状态。至此我才了解，原来小儿推拿还分了很多的派系，而每个派系的特点、手法，以及作用范围都有一定的区别，各有各的特点。当时让我混乱的是，这些不同派系对于同一个症状，取的穴位（部）有很大的不同，甚至不同派系手法里面的清和补两种操作完全相反。那么如果我断然操作，很可能推拿的作用是完全相反的。这个问题困扰了我很久。直到系统学习了海派儿科推拿，我向岳阳医院的儿科推拿医师咨询了这个问题，得到的答案是学习一个派系就按一个派系的取穴手法来操作，各派系手法不要混用。

我对广大家长有以下一些建议。

1. 参与正规的儿科推拿讲座，了解什么是儿科推拿，然后再决定要不要学。对于儿科推拿零基础的妈妈们，靠听一两次讲座很难进入状态。建议买合适的推拿书，初步了解儿科推拿的基本理论及穴位（部）等知识。

2. 进一步参加系统、正规的儿科推拿培训班，除了常用穴位（部）的学习，还能学到穴位（部）相应的常用手法、常用疾病的取穴及通用推拿手法，还有针对自家宝贝体质重点的推拿技巧的学习。

3. 在专业医师的指导下，大胆实践，慢慢体会摸索后，就会对手法有感觉。

4. 利用自媒体，加入交流群，多向专业人士及有经验者请教，多交流。

5. 基本手法学会了后，慢慢学习辨证。通过辨证，能更准确地使用手法。

最重要的一点是要有一颗持之以恒的心。推拿不是一两天就能学会的技能，有个量的累积到质的突破的过程，有积累才能有收获。毕竟效果摆在眼前，为了宝贝的健康，辛苦也是值得的。希望我的这些经验分享，能给家长们一些借鉴和帮助。

（高怡琳）

常用手法学习心得

找准了穴位（部）后，接着就是推了，海派儿科推拿有多少种手法呢？不同穴位（部）用哪种手法合适？通过培训班的学习，我了解到海派儿科推拿的10种常用手法——按、摩、捏、揉、推、拿、搓、摇、掖、擦。课堂上，医师们为每个学员当场盛米扎袋，作手法练习之用。并告知家长们小儿推拿手法基本要求：均匀、柔和、轻快、持久、深透。主要的四种手法具体描述如下。

按法：用手指、手掌根或肘部按压一定部位或穴位，逐渐用力按压。要领是按而留之。如拇指按、中指按、掌根按。

揉法：用手掌大鱼际、掌根部或手指螺纹面，吸定于一定穴位（部）上，做轻柔缓和的回旋揉动。如鱼际揉、掌根揉、指揉。

摩法：用手掌掌面或食（示）、中、无名（环）指指面附着于一定部位上，以腕关节连同前臂做环形的、有节律的抚摩。动作宜轻柔而有节奏。此法在小儿推拿中多用于腹部。

捏法：以拇指与食（示）、中两指相对用力捏拿皮肤。捏法主要用于脊柱部，故称为捏脊。

在海派儿科推拿公益课的课堂上，医师给我们示范了每种手法基本的动作、力度、频率，学员们相互练习，新学员的主要问题就是手腕紧张，推的时候吸定不够。医师逐一纠正，叮嘱我们平时先把手腕抖松，然后在米袋上做手法，我的练习心得有以下几点。

1. 坚持每天练习推拿按摩手法，业精于勤荒于嬉，持之以恒、勤于练习才能更快掌握。

2. 练习手法要一丝不苟，认真领会，用心钻研，真正领悟手法的精髓所在，不只停留于形式。

3. 练习手法，学习之初就要保持正确的姿势，否则当达到一定的阶段后，难以进步，也难以纠正和改进。

4. 练习手法时，进度不要太快，在能流畅、正确地做好每一种手法和套路前，不要急于练习下一个套路和手法，要充分掌握扎实后方可进入下一步。

5. 每天坚持做推拿按摩学习笔记，记下每次练习的心得体会和遇到的困难，以便下次向医师请教。

6. 如果你在练习手法时，能有自己对推拿、按摩、手法的理解和感悟，能够做到手到、力到、心到，把注意力倾注于每一种手法里，那么你就初步掌握了推拿按摩疗法的真谛，感受到了它的独特魅力。

（高怡琳）

我的海派儿科推拿
学习与实践历程

哪个女人天生会当妈？但都愿意努力成为一个好妈妈。我家小诺四个月的时候"攒肚"，最长一次持续9天，内心焦虑的我带着他的新鲜"臭臭"独自跑了趟儿童医学中心。挂号－排队－候诊－排队－付费－排队－化验－排队－看报告－排队，最后只收获了一句"继续观察"，可我却花费了整整3小时。在发热观察区，我看到很多高热的宝宝，妈妈抱着、爸爸拿着耳温枪、奶奶拿着水杯、爷爷背着包，有的宝宝嘤嘤哭，大人急得团团转，但是依旧束手无策。

我不要做束手无策的妈妈！我不要漫长的等待、无助的忍耐！于是我开始自学儿科保健知识，小儿推拿机缘巧合地走进了我的世界。市面上能买到的推拿书都被我搬回家仔细研读，海派、三字经派、冯氏、孙氏、推拿概要、推拿秘书等，共十几本。一开始，我对这个学科相当质疑，"捏捏小手百病消"，这真的有效吗？实践出真知，宝宝半岁之后，从母体获得的抗体逐渐消失，我家宝贝也开始出现了小毛病。

宝宝第1次生病是高热超过39.5℃，我顶着宝爸和姥姥强烈要求去医院就诊的巨大压力，开始给宝宝推拿，3 日痊愈。第 2 次生病是盗汗，睡时汗出，醒时汗止。如果没有学过小儿推拿，我都不知道这是病。幸好及时发现，推拿 2 次，1 日病愈。第 3 次是夜啼，半夜频繁哭醒，给奶、抱哄无效。根据护理经验判断为惊恐兼脾寒所致。采用安神、温阳、补脾的手法推拿，1 日好转，3 日痊愈。

关于学习和应用小儿推拿，我认为有两个关键点：一是恰当干预，中医讲究一人一方，同病异治，不同体质的人生了同样的疾病，可能采用的治疗方法不同，小儿推拿也是一样，同样的疾病，根据宝宝平时的体质和病情轻重，应适当调整推拿的穴位（部）和次数；二是判断病因，小儿推拿的手法并不难学，判断病因才是学习的难点，比如常见的发热，可能因为外感，也可能是积食或者发炎，不同的原因手法不同，单纯地退热可能会导致病情反复，而且损伤孩子的阳气。判断病因需要学习中医诊断学，还需要长期的经验积累，因此有些时候我们需要咨询专业医生帮助判断病因，从而寻因治病。

如今，我家宝宝 10 个多月了。生过 3 次病，及早发现，适当干预，好得很快。正应了那句"腑脏轻灵，随拨随应"。我坚信小儿推拿对 6 岁以内宝宝的常见病有速效，且副作用小。在我看来，只有妈妈才是宝宝最好的医生。妈妈有敏锐的眼睛，能够第一时间发现宝宝的异常；妈妈也有灵巧的嘴巴，能够清楚说明宝宝的饮食、睡眠、精神与平时是否一样。每个妈妈都能做好宝宝的守护神，只要掌握一点诊断学和推拿学的知识就好。

幼吾幼以及人之幼。我一直在自己的朋友圈推广小儿推拿，可惜相信且实践的人少之又少，我一边痛心，一边努力。如今我又参加了岳阳医院的海派儿科推拿讲座，更加系统地学习小儿推拿。我把这些历程记录下来，希望能引起其他宝妈的共鸣，并能够启发和激励更多的家长学习和应用小儿推拿。

愿天下所有的宝宝生病时都能得到及时、有效的治疗！

（张 丹）

奶奶的海派儿科推拿学习之旅

我是一位4周岁孩子的奶奶，我的孙女是一个过敏体质的宝宝，从小就反复患湿疹，经常感冒、咳嗽。每次上呼吸道感染就用抗生素，一咳嗽就用激素，严重的时候中药、西药轮番吃。作为奶奶，看到孩子扎针吃药，看在眼里，疼在心里。尤其是换季时气候变化剧烈，她的上呼吸道感染发作得更厉害，咳嗽反复不愈。

后经儿科医生介绍，我了解到有儿科推拿这个治疗手段，抱着试试看的想法，我带孙女到岳阳中西结合医院的儿科推拿门诊就诊。医生仔细帮孙女把脉、望诊后，说她气虚、脾胃差。起初每星期到医院治疗3次，经过几次治疗，确实有效果！孙女的咳嗽好转后，过渡到每周到医院做1次巩固治疗，一直坚持到痊愈。

　　海派儿科推拿的效果真的很神奇！岳阳医院举办的海派儿科推拿公益讲座，我第一时间报了名。听讲座中我是年龄最大的奶奶级学员，但我感觉自己学得一点不吃力，医生们在讲座中不但教授了海派儿科推拿的理论基础知识，还手把手教我们手法，我们受益匪浅。回去后我也开始自己尝试给孙女做儿科推拿。

　　现在我想将自己摸索出来的实操经验与大家一起分享。我孙女的主要症状有咳嗽、胃口差、盗汗、大便2天1次、呃逆，中医医生诊断说她气虚、脾胃差。于是我每天早晚给孙女洗漱的时候，顺带着做头面部的儿科推拿手法：开天门、推坎宫、揉太阳、揉迎香、按风池；晚上洗脚时按涌泉、足三里，每周2～3次睡前捏脊；接送她去幼儿园的路上，可以牵着她的手揉脾经、肺经、心经、板门、内八卦；平时还可以用指甲在小横纹上刺激几下，这样可以帮助她开胃、增强体质；晚上睡前可以捏脊、搓背、揉肺俞。儿子、儿媳妇说，自从我学习了海派儿科推拿，俨然成了孙女的保健医生，为他们分担了很多育儿工作。

　　现在孙女的体质有了明显的改善，季节转换的时候，幼儿园小朋友轮番感冒咳嗽，我家的宝宝却很少被感染了，即使偶尔生病，我也可以用学到的手法在家第一时间给她做儿科推拿，避免了孩子病情加重，也免去了去医院就诊的繁琐流程，最重要的是，孩子少受了许多针药之苦。

　　真心希望越来越多的家长能知道有儿科推拿这个神奇的治疗方法，愿海派儿科推拿能发扬光大，让更多的孩子受益！

（方惠珍）

邂　逅

　　我一直觉得"邂逅"这个词挺美的，有一种惊喜却又冥冥中注定的意味，所以我把这个词用在我和海派儿科推拿之间。参加了海派儿科推拿这么多的公益课，学了这么多儿科的知识和推拿手法，总结了一些个人的真实感受，写下来同大家分享。

　　说起和海派儿科推拿的邂逅，就不得不提到海派儿科推拿讲师团。那天我们上海财经大学成立 MPA（公共管理硕士）校友会，本人一直热爱公益，默默为学校出力，当仁不让地成了理事。在各位校友做报告休息期间，我听说一位校友邀请了岳阳医院的一位博士教大家做放松操，从小学开始我们就备受广播体操的折磨，一听到又要做操，起初并没什么兴致。在上海各大医院，各种专家博士也都见过，只是没见过像"胖博"这么有喜感的博士，上来就介绍了一下自己的身份，什么非物质文化遗产的传人，听起来挺吓人的。后面他用 5 分钟教我们做了一套操，突然感觉肩颈的酸胀感好了很多，一点不比去一些保健机构按摩差。后来他还介绍说，他们还做儿科推拿的公益课，对小儿的健康和防病有好的效果，正好家里有个 1 岁半的小朋友，就想学两招回家试试。

　　怀着这样的心态，我参加了海派儿科推拿的公益讲座，做讲座的都是专家，就连帮忙的、拍照的都是硕士、博士，亲自走下来教大家手法，甚至不顾形象站在桌子上演示，有一种知无不言、言无不尽的感觉，那个场面很火热，还能真正学到知识，我被他们的精神感动了。就这样中了他们的"毒"，后面又听了几次公益讲座。他们的讲座安排得很紧凑，循序渐进，就怕我们学得少了，他们的敬业精神很让人感动。课程确实不错，一听就知道这些大咖们准备了很久，中途还有学员之间互相操作练习。讲师们手把手教我们找穴位（部），最拼的是为了让学员们认准穴位和手法的准确性，孔博士竟然半裸出场，露出上半身，让大家练习捏脊。20多个人练过以后，孔博士的后背那种红或者说是紫的痕迹，不亚于刮痧。后来我想，这就是他们对这个事业的热爱，所以我更加信任他们，打消了我仅存的一点点质疑。

我们现在身处在一个浮躁的社会，快餐文化风靡，从最早的博客没落到微博的异军突起，有时候我也会质疑，就像我最开始质疑海派儿科推拿一样。但是海派儿科推拿没有把我挡在门外，说几个自己的感受同大家分享。学了一招半式的推拿后，回家就得练起来，先拿各位大师送的"百宝袋"（就是米袋）练手法，接下来就是实践，当然都是简单的手法和穴位（部）。本人经常出差，1个月有半个月不在家，家里的小孩子自然就和自己比较陌生了，回来最多是抱抱她，亲子沟通的形式相对单一。学了推拿以后就不一样了，亲子沟通的形式多样了，现在小朋友看到我会自然地喊"捏捏"，然后自己趴在床上等我帮她推拿、捏脊，再做几组保健操。这个冬天，小朋友虽然流了几次鼻涕，但都是不久就痊愈了。最有趣的是，她一流鼻涕就会主动找我揉迎香。小孩子身体不舒服咱能进行推拿治疗，大人也可以啊！妻子肩痛、颈椎不舒服时，咱会拿肩井、揉风池之类的。总之，学了海派儿科推拿，家庭和谐棒棒哒！

（牛天坤）

与海派儿科推拿结缘

很早之前就听说过儿科推拿，自己也总想着去了解一下，但迟迟没有付诸行动。某日下午，我正被落枕困扰，正巧这日要去岳阳医院给维乐开调理药，顺便给自己挂了个推拿的号，给我推拿的正是蒋医生。询问病情后，胖博给我做手法治疗，当时我还不是很理解，明明是落枕脖子不舒服，按常理应该是揉捏颈部啊，怎么是在手臂和背部推了几个穴位，又酸又疼，但感觉还是很舒服。蒋医生说并不是头痛医头、脚痛医脚，这时我突然感受到中医推拿的学问好深啊！

想到我一直以来都想了解小儿推拿的事情，便借此机会问了蒋医生。他给我推荐旁边的王医生，一个态度和蔼的年轻医生，王医生问了孩子的基本病情，建议1周做3次推拿。这激起了我对儿科推拿的好奇心，有迫切想去了解的冲动。

后来我时常会通过微信等关注一些小儿推拿的信息，了解到有一些儿科推拿公益讲座，了解儿科推拿的动向。原来儿科推拿也分很多流派，上海的是海派儿科推拿。推拿的一些基本手法在家可以直接操作，但是对我来说还很陌生。感谢这些年轻医生及他们的团队，感谢他们放弃周末休息时间来做义务科普宣传，让更多的人了解海派儿科推拿，让更多的孩子受益!

　　我参加了海派儿科推拿公益讲座，通过系统专业的海派儿科推拿学习，我从一无所知到了解儿科推拿的派别、海派儿科推拿的历史及学术的观点等。原本以为很难的穴部学习，其实也并没有想象中那么难，但要从不同的人身上找到穴位（部）的准确位置，对我这个初学者来说还是有些难度;再说到手法，王医生说专业的手法要求"均匀、柔和、轻快、持久、深透"，并不是一朝一夕能学会的，要持之以恒地加以练习，手法好坏直接影响推拿效果，这很重要! 还有个重要的学习阶段就是实际操作，跟着程波医生学了些常见症状的推拿手法套路和冯主任的保健套路，很实用，回家直接可以用上了。本期培训课程轻松愉悦，看到了岳阳推拿人的专业功底，深厚! 遇到了志同道合的同学，受益匪浅。

　　之后我还继续参加了沙龙活动，交流了心得，希望将海派儿科推拿推荐给身边需要的家长朋友，并进一步学习海派儿科推拿手法! 与高者为伍，与德者同行!

（曹佳璐）

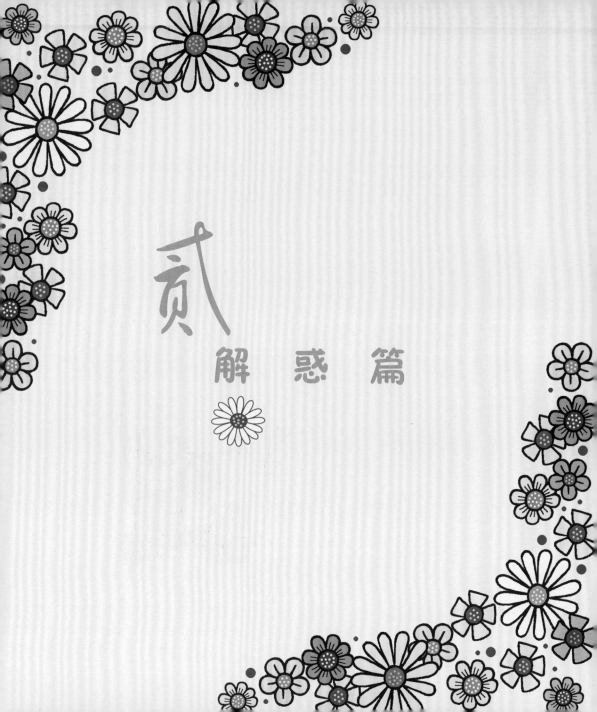

贰

解惑篇

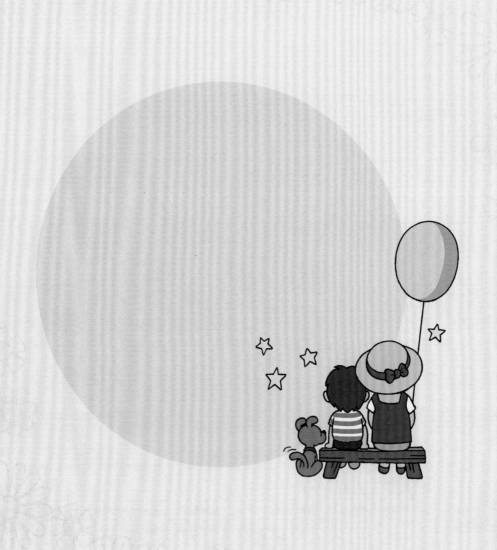

小·儿推拿 有哪些主要特点？

1. 简单易学，方便易行

小儿推拿是一种自然疗法，推拿操作简单，易学易懂，不需要借助任何器械、药品及医疗设备，只是依靠家长的双手在小儿体表部位施行手法，就可以达到防治疾病的目的。它不受医疗条件的限制，随时随地都可以实施。这样不仅应用方便，而且节省费用。

2. 见效快、疗效高

小儿推拿对小儿常见病、多发病都有较好的疗效，对于消化道、呼吸道疾病尤其显效。对许多小儿慢性病、疑难病也有比较好的疗效。

3. 安全稳当、不易反弹

只要对疾病诊断正确，依照小儿推拿的操作方法合理进行施治，一般不会出现危险。应用小儿推拿疗法防治疾病，也几乎不会出现并发症。

4. 没有副作用，利于疾病康复

小儿推拿是一种相对单纯的手工理疗手法，治疗中避免了某些药物中的不良反应，同时也纠正了药物中因剂量不适而对患者身体所引起的不良反应或危害，是一种有利无害的治疗方法，完全符合当今医学界推崇的"无创伤医学"和"自然疗法"的要求，是 21 世纪的绿色医学。

5. 治病求本，不易复发

慢性病复发的根本原因在于疾病所涉及脏腑或气血功能下降。推拿疗法根据中医基础理论，对于易反复发作的慢性病，都可以针对病因通过手法施术，加强气血循环，恢复其脏腑功能，所以能达到治病求本的目的；对于急性病，本来其机体功能就没有多大损失，又加之按摩过程注意了功能的调治，更不会遗留病根；反复发作病证，可因人体素质的调补减少再发机会。对于身体虚弱者，不仅可以治愈已发疾病，同时也提高了免疫功能及健康素质。

6. 小儿不受痛苦，易于接受

相比服药、打针、挂水，应用小儿推拿疗法，小儿不会有任何痛苦感，甚至是一种享受，能消除小儿在疾病治疗过程中的恐惧心理，从而积极配合治疗。

7. 预防保健，适于家庭

小儿推拿除了有明确的治疗疾病的效果外，还有非常好的保健功能。经常运用小儿保健推拿，可以增强孩子体质、提高孩子的抗病能力，非常适用于家庭操作。

没有中医基础的家长能学会小儿推拿吗？

和小儿推拿专科医生相比，家长学习小儿推拿是相对容易和简单的。小儿推拿医生要为不同的孩子诊断病情并做针对性治疗，因此需要学习大量的专业知识和长期的专业训练。而每一位家长，只为自己的孩子服务，服务对象具有单一性，关注的小儿常见病可能也只是局限于几个病种。因此，家长不必掌握所有的穴位，只要重点了解自己关注的常见病和对应的保健方法就能够满足需求；只要找准穴位（部），掌握正确的手法，就可以循序渐进、学以致用。

小·儿推拿适合
哪些孩子？

适合感冒、咳嗽、发热、腹泻、厌食、便秘、消化不良等呼吸系统和消化系统疾病患儿。对一些慢性疾病（如生长发育迟缓）患儿，以及睡眠不好、遗尿等患儿，尤其对小儿肌性斜颈患儿有很好的疗效。

小·儿推拿适合
什么年龄段的孩子？

小儿推拿主要针对的是 0 ~ 14 岁的孩子，出生以后基本上所有的儿科推拿穴位（部）就都可以使用了。0 ~ 6 岁儿童，小儿特定穴用得较多；6 岁以上儿童，则使用经穴较多。

小·儿推拿的手法分男左女右吗?

各流派习惯不同,海派儿科推拿不分左右,一般选任意单手进行操作,某些穴位(部)可以左右手同时推拿。就这个问题我请教过医生,医生建议可以适当变换宝宝接受儿科推拿的手臂、手掌,以保持穴位(部)的敏感度。

小·儿推拿对操作顺序有什么要求?

一般情况下,小儿推拿按"先头面、次上肢、次胸腹、次腰背、次下肢"的操作顺序进行。对于一些刺激性较强、容易引起小儿哭闹的穴位(部),不建议先做。尤其对没有接受过儿科推拿的孩子,更应先推拿刺激较轻、容易被孩子接受的穴位(部),并且尽量先推拿主穴,后推拿配穴。妈妈们可以按照自己的操作习惯和宝宝的接受程度来选择最适合自家宝宝的儿科推拿顺序,比如女儿最喜欢以摩腹作为开场。

小儿推拿对环境有什么要求？

小儿推拿时，室内应保持适宜的温度，不宜过冷或过热。冬季推拿时可以用温水洗手，保持双手温暖。另外，应保证室内光线充足，以利于随时观察孩子在小儿推拿时的反应。小儿推拿结束后应注意让孩子避风。

小儿推拿对施术者和小儿的体位有什么要求？

小儿推拿时，根据孩子的病情、所选取的穴位（部）以及操作手法等，可以采取的体位有：坐位、俯卧位、仰卧位等，以孩子舒适为宜。小儿推拿施术者可选取坐位或站位进行推拿。一般我给女儿推拿，她采用卧位，我坐在床边，推完她就能舒服地进入梦乡啦！

小儿推拿的常用介质有哪些？

现在常用的按摩介质有：冬青膏、葱姜水、滑石粉、清水等。

小儿推拿介质选用的恰当与否，对治疗效果有较大影响。一般表证多选用具有解表作用的介质，如葱汁、姜汁、薄荷汁等；热证则选用寒凉药物做介质，如清水、淡竹叶浸液等。

家庭保健一般选用对宝宝刺激性越小的介质越好，爽身粉、痱子粉、麻油、婴儿乳液、婴儿油等均可。

小儿推拿还需要配合吃药打针吗？

孩子患病后要及时至医院就诊，根据具体情况而选择合适的治疗方法。小儿推拿越早进行效果越好。必要的时候可以在配合针药的情况下，同时进行小儿推拿。

小儿推拿与婴儿抚触一样吗?

两者有共同性,都是利用手法作用于小儿的体表,都可以促进小儿的生长发育、提高免疫力。不同之处在于,小儿推拿是在中医学理论下开展的,有特定的穴位(部)和手法,既能保健又能治疗;而抚触只是安抚与保健,并且只适合婴儿。

小儿推拿安全吗?

小儿推拿通过推拿小儿特定的穴位(部)来达到防病、治病的效果,可以让宝宝少吃药、不吃药,减少药物对宝宝各器官的损害,是绿色疗法,符合当今医学界推崇的"无创伤医学"和"自然疗法"的要求。

小·儿推拿是不是一年四季都可以做？

是的。小儿的特定穴大多分布在头面、手、腹部、背部等部位，无论衣物厚薄，操作起来都比较容易。天冷的季节给孩子做推拿时，要调整好室温，防止孩子受凉。

小·儿推拿有哪些具体注意事项？

进行小儿推拿前，施术者要洗手并保持手温，修剪好指甲；推拿治疗前 20 分钟及操作过程中，患儿尽量不进食；操作时应多观察患儿的反应情况，尽量做到减少患儿的哭闹，所有手法操作的力度、节律、频率等都应以患儿舒适不抵触为主，患儿哭闹较剧烈时应停止推拿，待患儿状态好时再进行治疗。

小·儿推拿疗程是多久？

根据孩子具体情况，如厌食患儿为 10～14 天，便秘患儿为 10 天，迁延性、慢性腹泻患儿一般是 7 天。如果急性腹泻，可能 3 天就够了。家女外感发热，基本当日推拿，次日就见效。

小·儿推拿
禁忌证有哪些？

①患儿有骨折，尤其是四肢骨折、脱位、脊髓损伤或推拿部位有软组织伤等；②患儿有传染性疾病（有些适宜推拿的，需有隔离措施）；③患儿并发癫痫或有先天发育性疾病（如先天关节发育异常、先天性心脏病等）；④患儿有出血倾向。

（高怡琳）

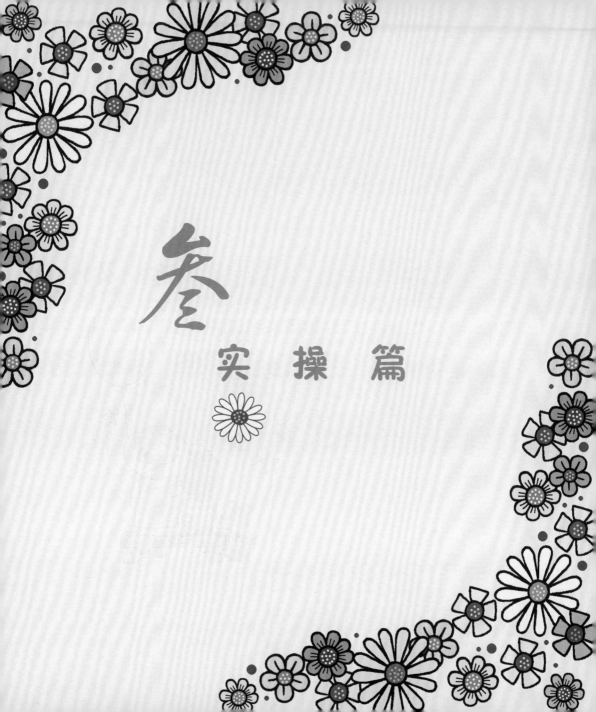

叁

实 操 篇

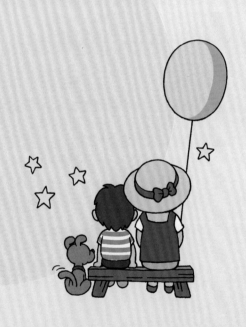

牙龈炎发热

宝宝资料：高兴，女孩，5周岁。

战病经过：2015年11月4日，高兴辗转反侧一夜没有睡安稳，一直哼哼唧唧，表现得非常烦躁不安。第二天洗漱时，她说脸痛、肚子痛，我看了看也没觉得有什么大问题，因此没太放在心上。等到下午放学时，我发现高兴右脸颊明显肿起来了。我还以为她摔伤了，过去一看发现不像是外伤引起的。我问高兴什么地方不舒服，高兴说自己的牙齿还有嘴巴里面都疼。我马上联想到了她的蛀牙，让她张开口看了一看，果然就是这里出了问题。

11月5日一早，我就带着高兴到了医院进行检查，诊断为龋齿造成的牙龈炎。由于高兴年纪还小，没有办法进行牙科的修补处理，所以只能先把炎症控制住，医生建议输液。我一听到"输液"两个字，心里就十万个不乐意。因为从小我就比较注意高兴的身体情况，所以直到现在都没有输过液，难道这一次就要破例？经过与医生协商之后，先开了抗生素头孢克洛干混悬剂，每天服用3次，希望高兴能如过去般迅速好起来。

回到家后，由于牙痛影响了胃口，高兴精神状态也不是很好，而且体温都高于正常体温。如果不采取点措施，估计输液在所难免。难道除了口服抗生素，就没有其他方法能帮助高兴缓解一下病情吗？突然抬头看见了书桌上立着的《海派儿科推拿》，我舒心一笑，怎么把它给忘了。儿科推拿，多少次帮助高兴逃脱疾病魔爪，我这次居然没想起来。说干就干，想想高兴现在的情况，发热，而且胃口不太好，翻翻过去参加海派儿科推拿学习班时记的笔记，找到相关的内容：清热解表用清天河水，退实热用退六腑；食欲不振要补脾经，以健脾和胃、提升食欲。老人家过去常说，牙痛是胃火重，那自然要把胃里火清一清，那么清胃经当用于泄胃火。最后拿肩井，畅通气血，作为结尾。

推拿方案（一）

治法

退热，清胃火，增食欲。

介质

冷水。

 扫我看视频

操作

（1）清天河水 300 次（图 3-1）。

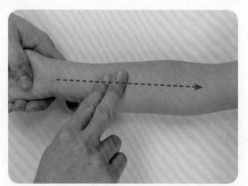

图 3-1 清天河水

（2）退六腑 200 次（图 3-2）。

（3）补脾经 300 次（图 3-3）。

（4）清胃经 200 次（图 3-4）。

（5）拿肩井 10 次（图 3-5）。

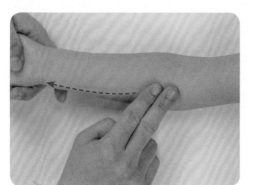

图 3-2 退六腑

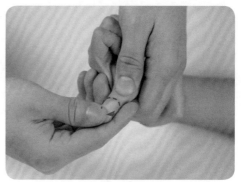

图 3-3 补脾经

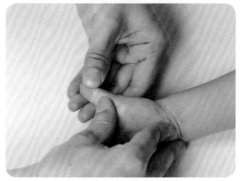

图 3-4 清胃经

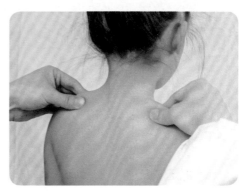

图 3-5 拿肩井

效果

高兴非常配合推拿，闭着眼睛，活脱脱像一个享受服务的贵妇人。一番操作之后，我问高兴感觉怎样，高兴一副意犹未尽的模样。再量量体温，明显降低了。进一步观察，发现高兴的精神状态开始恢复，开抽屉翻出自己漂亮的小裙子臭美起来。我借机问她是不是想吃点东西，她把头点得跟捣蒜一般，我给她熬了些粥，小家伙呼呼就喝掉了，看着她这样的表现，我心里一块石头落了地。

第二天，我带着高兴到岳阳医院找海派儿科推拿的"男神"程波医师，请他再看一看高兴的情况。程医师说蛀牙这个问题是没有办法了，只能今后注意，等到高兴换牙的时候再进行处理。我说了说昨天采用的推拿方案，程医师接着又给了一些建议：高兴宝宝这次发病，伴有明显的恶寒发热的表现，因此应属风热侵袭造成的牙痛，应针对性地选用三焦经的翳风穴疏风清热；退热手法中还可选用水底捞月，既可以退热，又可以消除牙龈溃破的情况；如果过两天宝宝发热不再反复，脸颊部红肿不再那么厉害，应酌情减少退热手法的应用，以免损伤宝宝阳气。

推拿方案（二）

治法

退热，消除牙龈溃破，减少牙痛。

介质

冷水。

操作

睡前在方案（一）手法上再加按揉翳风 50 次（图 3-6）。

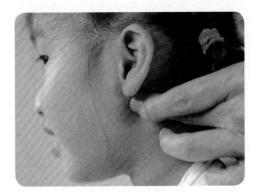

图 3-6 按揉翳风

效果

这次推拿结束后，高兴睡着就发汗了，体温也恢复了正常。第二天，牙龈及面颊肿痛也基本消退了。高兴这一次发病，依旧没有输液，感觉自己的选择还是正确的。抗生素配合海派儿科推拿双管齐下，高兴发热、牙痛、食欲不振等问题都得到有效解决。同时，在这一次操作过程中，我考虑是热证，因此使用的推拿介质是冷水，退热效果也是出奇的好。其间，我还让她服食金银花露和绿豆百合汤用于清热，也给高兴洗了个热水澡，多种方法共同作用，还怕疾病赶不走？我这也算中西医结合了，哈哈！

（高怡琳）

医师点评

中医学认为，"齿为骨之余""肾主骨"，故齿病属足少阴肾经范畴；足阳明胃之经脉络于龈中、上齿，手阳明大肠经之脉入于下齿，故本病与肾、胃、大肠等脏腑关系密切。

（1）如果是风热侵袭引起的牙痛，可按三焦经的翳风穴。

（2）如果是胃肠之火引起的牙龈痛，上牙痛按胃经的内庭穴；下牙痛按大肠经的商阳穴、合谷穴。

（3）如果是肾虚引起的虚火牙痛，按揉太溪穴。

小儿退热的过程中，要注意观察孩子精神状态。如果孩子精神状态好，热度出现下降的趋势，我们可以继续推拿治疗。如果孩子精神状态变差，热度反复，或有上升趋势，建议到医院明确病因后再进行推拿治疗。

（程　波）

混合性感染发热

宝宝资料：雯雯，女孩，5周岁。

战病经过：雯雯是女儿高兴的幼儿园同班同学，也是最要好的朋友。两人常常在一起画画和玩耍。有一天我下班回家，高兴看起来不太高兴，我问她怎么了，高兴嘟着嘴说："妈妈，雯雯已经有3天没来幼儿园了，老师说她生病请假了，我想她。"我马上电话联系了雯雯的外婆，外婆说她感冒、咳嗽并且发热，用了退热药，热度依然反反复复。沟通后，我当即提出帮她做下儿科推拿，外婆马上答应了。考虑到雯雯比较内向，晚饭后我带着高兴一起去她家，希望可以缓解她焦虑的情绪。到她家的时候，雯雯正斜靠在床上看动画片，精神状态一般，嘴唇已经起了皮，有明显的鼻塞并且时不时咳嗽，看起来真让人心疼。看见高兴来了，雯雯脸上露出了笑容。外婆焦急地对我说，雯雯爸妈刚好出去旅游，这3天来，她白天发热在38.5℃，下午到凌晨通常要到39.5℃，今天白天去了医院，医生开了消炎药、咳嗽药水和退热药，都在吃，但是发热依然反复，人都没精神了，胃口也随之差了不少。看得出来，这几天外婆也没休息好，眼神透出疲惫和担忧。我让雯雯伸出舌头，看到她的整个舌苔颜色偏黄，非常厚腻。我心里寻思着：清热解表用清天河水，咳嗽用清肺经加按揉天突、搓搓膻中，感冒的症状用头面部诸穴，食欲不振要补脾经……由于雯雯没有接受海派儿科推拿的经历，我耐心地和她说："等下高兴妈妈会在你身上捏一捏、按一按来为你治病，但是保证不会痛。"高兴一边递上玩具一边给她打气，关切地说道："雯雯，我妈妈每天都给我推拿的，她帮你推拿以后，你就不会难过了。"于是，雯雯很配合地躺在床上开始接受儿科推拿。因为有热度，我用冷水做介质以帮助退热，推拿结束后，我还加用捣小天心让她能睡得踏实些。

推拿方案（一）

治法
退热，缓解感冒、鼻塞、咳嗽，提食欲。

介质
冷水。

扫我看视频

操作
（1）开天门100次（图3-7），推坎宫100次（图3-8），揉太阳100次（图3-9），揉耳后高骨30次（图3-10）。

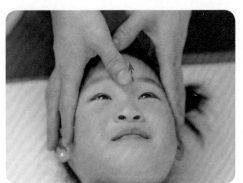

图 3-7 开天门

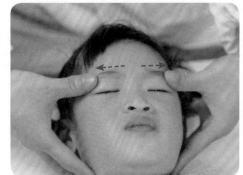

图 3-8 推坎宫

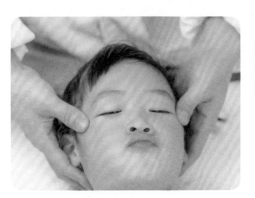

图 3-9 揉太阳

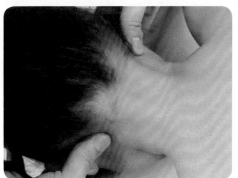

图 3-10 揉耳后高骨

（2）揉迎香200次（图3-11）。

（3）补脾经200次（图3-3）。

（4）清肺经200次（图3-12），揉天突200次（图3-13），按揉膻中200次（图3-14）。

（5）揉小天心100次（图3-15）。

（6）清天河水300次（图3-1），打马过天河100次（用左手握住小儿左手或右手，掌心向上，露出小儿手臂，父母用右手食指、中指，自小儿前臂内侧腕部向肘部如弹琴似地轻轻拍打5～6次为一回，如此拍打100～300回，可以左右手臂交替进行，以小儿手臂经拍打后出现潮红色为佳）（图3-16）。

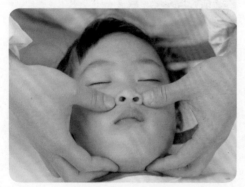

图3-11　揉迎香

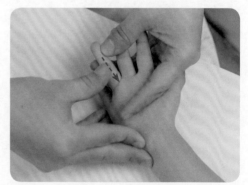

图3-12　清肺经

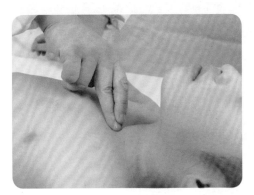

图 3-13　揉天突

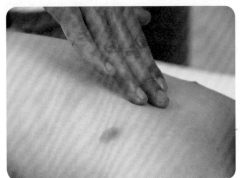

图 3-14　按揉膻中

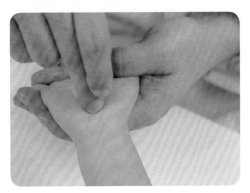

图 3-15　揉小天心

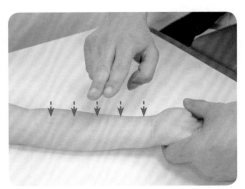

图 3-16　打马过天河

效果

第二天早上，雯雯外婆给我发来微信，说昨晚雯雯睡得很安稳，也没有再发热，我心里一喜，果然有效果了。到下午我又问了下，雯雯白天体温正常，精神有好转，胃口仍然一般。晚上，我又去了一次雯雯家，竟然又发热到39.5℃，并且精神状态和前晚差不多，我重复做了第一天用的手法，回来细细思量了下，我这两次运用的手法应该没有错误，而且第一天推拿后，次日确实已经退热，为什么热度还会反复呢？第三天早上，雯雯仍然是38℃的体温。这下我坐不住了，病情发展超出了我的预计。于是我带着她们一起去岳阳医院请教冯燕华主任。冯主任首先看了雯雯之前的血常规化验单，说她这次是病毒、细菌混合性感染，比较难对付。随后四诊，说孩子舌苔黄腻，可以用退六腑；肺和大肠相表里，肺气上逆造成的咳嗽可用清大肠处理；顺运内八卦可理气化痰。

推拿方案（二）

治法

退热，缓解感冒、咳嗽、鼻塞，增食欲。

介质

水 + 冬青膏。

操作

（1）开天门 100 次（图 3-7），推坎宫 100 次（图 3-8），揉太阳 100 次（图 3-9），揉耳后高骨 30 次（图 3-10）。

（2）清肺经 200 次（图 3-12），按揉天突 200 次（图 3-13），按揉廉泉 100 次（图 3-17），按揉肺俞 100 次（图 3-18）。

（3）顺运内八卦 100 次（图 3-19）。

（4）退六腑（图 3-2），清大肠 100 次（图 3-20）。

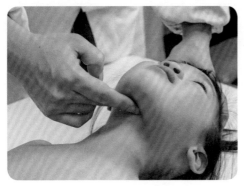 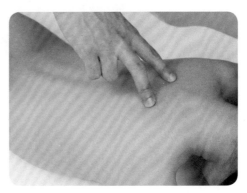

图 3-17　按揉廉泉　　　　　　图 3-18　按揉肺俞

（5）打马过天河 50 次（图 3-16）。

（6）摩腹 100 次（图 3-21）。

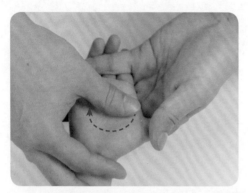

图 3-19 顺运内八卦

扫我看视频

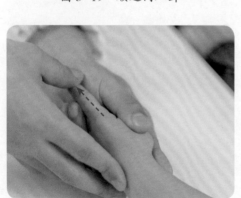

图 3-20 清大肠

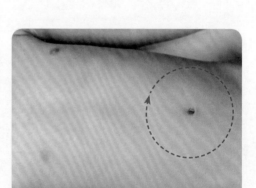

图 3-21 摩腹

效果

在走廊候诊的时候，雯雯还啜泣着给妈妈打电话，进诊疗室后稍稍有点紧张，等到冯主任推完后，她已经开心地和我开玩笑了，情绪和精神都有了明显好转。次日早上，雯雯外婆告诉我，她当天晚上入睡安稳，醒来后退热，并没有再反复。

至此，我总结了这次给雯雯推拿的经验。首先，因为判断病证虚实有偏颇，第一次给她推拿的时候只用了清天河水，所以清热的力度不够强，也不够持久；其次，对于胃强脾弱的孩子，光补脾还是不够的，补脾同时要配合清胃，才能获得更明显的效果。同时，我也学到了肺和大肠相表里，对咳嗽的孩子，可以同时清大肠。就是差了这3步，欠了那么点火候，所以雯雯的发热才会反复。看来，想成为一名合格的"推拿妈妈"，理论与手法都要兼备啊，我要学习的还有很多。

（高怡琳）

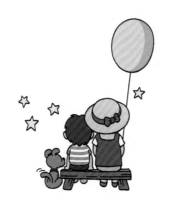

医师点评

中医学认为，小儿形气未充，表卫不固，易为外邪侵袭，肺合皮毛，主一身之表；而小儿"阳常有余，阴常不足"，热病耗伤气阴，阴亏致火旺，火旺则阴愈亏，而虚热不退；小儿"脾常不足"，若饮食不节损伤脾胃，会造成乳食停滞胃脘而生湿热。故本病多与肺、脾、胃、肾相关。

（1）若为外感发热，偏风寒者可加推三关、掐揉二扇门、拿风池等；偏风热者可加退六腑。

（2）若为阴虚所致发热，可加推涌泉、揉内劳宫、揉肾顶等。

（3）若为食滞胃脘所致发热，可加清胃经、退六腑、清小肠、运内八卦等。

小儿体质不同，发热的原因也不尽相同，辨证时要结合小儿体质、发病时节及证候表现，不可一概而论。在日常生活中，家长要注意小儿饮食搭配，不可过食肥甘厚腻，以免伤食积滞，损伤脾胃，引起发热。

（冯燕华）

口腔溃疡发热

宝宝资料：April，女孩，20 个月。

战病经过：一个星期前，April 口腔溃疡，嘴角和舌头上有几个白色小水疱，因为没有发热，除了胃口稍差了点，其他症状也不明显，精神还蛮好，玩耍也正常，就在家做了常规护理，观察了 3 天。到第 4 天，我发现 April 牙龈开始红肿，哭闹明显增多，于是去儿童医院做了检查，血常规检查发现 C 反应蛋白值比较高，为 14 毫克 / 升，确诊为细菌性感染，医生开了头孢冲剂和口腔溃疡的喷剂。第 2 天回医院复查，虽然嘴角还有小疱，但口腔溃疡已经好了很多。接着 1 周都食欲不振，晚上有轻微呕吐的状况，但总体状态良好，比较活泼。一天晚上 7 点，我发现 April 有发抖和打冷颤的现象，一摸额头还烫手，马上带她到儿童医院挂急诊号，预检处测体温为 39.4℃，血常规检查 C 反应蛋白值为 7 毫克 / 升。由于就诊的孩子多（各位家长应该都去过儿童医院的，说实话环境已经较以前改善很多了，但晚上都是小朋友，哭声一片），排号等了 1 小时，其间多次测量体温均在 39℃以上，医生让先服用美林，观察病情直至体温低于 38.5℃才可以回家。我不能忍了，这要等到啥时候，万一不退热咋办。突然想起自己学过海派儿科推拿，只恨当时没有认真学。真应了那句话——书到用时方恨少，只记得解表清热的三招——开天门、推坎宫、清天河水。而且也没有介质，怎么办呢？孩子她娘灵机一动，从包里掏出随身带的护手霜。可以了！我也不管别人怎么看了，立马在儿童医院急诊大厅的众目睽睽之下操练起来。

推拿方案

治法

退热清肠。

介质

护手霜。

操作

（1）开天门50次（图3-7）。

（2）推坎宫50次（图3-8）。

（3）清天河水300次（图3-1）。

（4）打马过天河100次（图3-16）。

效果

前两招我以前没给 April 做过，果然像医生说的，头面部穴部小朋友躲躲闪闪不是很配合，一共也就推了 100 多次。清天河水她很喜欢，应该有 300 次，打马过天河的时候，April 直喊："爸爸，凉！"半个小时后体温降到 38℃，我算松了一口气，带着 April 开开心心回家，到家体温 37.3℃，这时候是晚上 9 点，到 11 点时，April 的体温又上升到 38.5℃。此时我有些迷惘，怎么热度又反弹了呢？我马上在海派儿科推拿群里请教医生，针对 April 食欲不振等症状，医生给我加了清胃肠、助消化的手法处方——清胃、清大肠、运板门、清天河水、顺时针摩腹、推下七节骨、按揉足三里。我一一认真记录下来，请教完毕后，我继续操练起来。除了推下七节骨，April 因为怕痒有些抗拒外，其他手法都很享受，特别是摩腹，摩着摩着，April 就睡着了，半个小时后，体温降到 37.3℃。忙活了一晚上，看着 April 睡梦中甜美的小脸，听着她均匀的呼吸，一切疲劳都消失不见了。我亲爱的宝贝，爸爸会一直在你身边，用我并不算灵巧却足够温暖的手，护你健康成长！

（牛天坤）

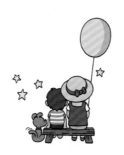

推拿时，为了减少对皮肤的摩擦损伤，或者为了借助某些药物的辅助作用，可在推拿部位的皮肤上涂些液体、膏剂或撒些粉末，这种液体、膏剂或粉末统称为推拿介质。其中不少常用介质非常容易制备，大家可以在家常备一些，以备不时之需。文中焦急的爸爸选择了护手霜，其实对于这种发热疾病，用点温开水或凉水效果更好。

此外，还有一些其他常见介质。

滑石粉：即医用滑石粉。有润滑的作用，一般在夏季常用，适用于各种病证，是小儿推拿中最常用的一种介质。

爽身粉：即市售爽身粉。有润滑、吸水的作用，质量较好的爽身粉可代替滑石粉使用。

葱姜汁：由葱白和生姜捣碎取汁使用，亦可将葱白和生姜切片，浸泡于75%乙醇溶液中使用，能加强温热散寒作用，常用于冬春季及小儿虚寒证。

薄荷水：取鲜薄荷叶或干薄荷叶（鲜者最好），浸泡于适量的开水中，容器加盖存放8小时后，去渣取汁液使用。因其有疏散风热、清利头目、透疹的作用，故对于风热感冒或风热上犯所致的头痛、目赤、咽痛等，或痘疹初期隐隐不透，或麻疹将出之际，及夏天炎热时，均可用薄荷水作为介质。

凉水：即食用洁净凉水。有清凉肌肤和退热作用，一般用于外感热证。

（程　波）

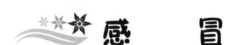

感　　冒

宝宝资料：高兴，女孩，5周岁。

战病经过：2016年1月6日，晚饭后带高兴试听了舞蹈课，回来路上高兴在路边和好几条小狗追来跑去玩耍了半小时。第2天早上起床后，我听见高兴一直在吸着清水鼻涕，还一副眼泪汪汪的样子，我寻思着可能是前一天晚上吹风受寒了。对于风寒感冒初起，我平时都是煮红糖姜汤给她喝，但是早上时间紧，洗漱完吃好早饭高兴就要去幼儿园上课了，来不及煮。用儿科推拿试试吧，我想到岳阳医院程医生说过，风寒感冒初起可以用推上三关的手法，能益气行血、温阳散寒、发汗解表。如果闭汗，可用揉一窝风，有透表、微微发汗的作用。于是我在这2个穴部给她做了海派儿科推拿。做完后高兴就去了幼儿园，一点没耽误她上学。

推拿方案

治法

发汗解表。

介质

葱姜水。

操作

（1）揉一窝风 50 次（图 3-22）。

（2）推上三关 300 次（图 3-23）。

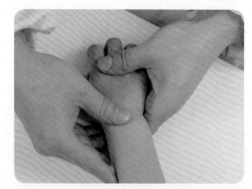

图 3-22　揉一窝风

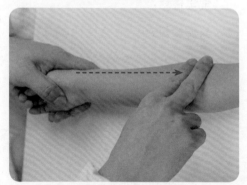

图 3-23　推上三关

 扫我看视频

效果

上班的时候我还在担心高兴感冒有没有加重，下班回家第一件事就是找她。只见高兴正在茶几旁专心地玩积木，我一叫她，她便开心地来迎我，我左看右看都没有看出什么异常。我问高兴："鼻涕还有么？"她直摇头："没有了，妈妈你忘记啦？你早上不是帮我推拿了么，所以鼻涕就逃走啦！"我亲了下她，把她搂在怀里，安心地笑了！感谢海派儿科推拿，让我和女儿彼此之间有了更多的了解、默契和爱！

（高怡琳）

医师点评

感冒主要为外感风、寒、暑、湿或时行疫毒之邪所致。小儿"肺常不足"，易遭受外邪入侵。肺合皮毛，主一身之气，外邪自皮毛或口鼻侵入，导致恶寒、发热、鼻塞、流涕等肺系症状。其推拿手法多以宣肺解表、发汗为主。

（1）偏于风寒感冒者，加推三关，掐揉二扇门，拿肩井。

（2）偏于风热感冒者，加清天河水，退六腑，揉小天心。

普通感冒又称为上呼吸道感染，是包括鼻腔、咽或喉部急性炎症的总称。70% ~ 80% 的上呼吸道感染由病毒引起；

另外 20%～30% 由细菌引起。像幼儿、老人这些免疫力较弱的群体，或者正在感冒，免疫系统抵御感染能力下降的群体，如果接触到了肺炎等疾病的病原体，的确有可能发生肺炎等严重继发疾病。

普通感冒有自限性，7～12 天之后自然痊愈，患普通感冒后，一般不用专门治疗，注意休息和多喝温水，必要时辨证使用药物或手法缓解鼻塞、发热、疼痛等症状。

（冯燕华　程　波）

 # 咳　　嗽

宝宝资料：小宝，女孩，3 周岁。

战病经过：0～3 岁幼儿的免疫系统尚不强大，非常容易患上感冒、咽炎、喉炎、气管炎甚至肺炎。我们家孩子刚上托儿所时，正赶上秋冬换季，天气忽冷忽热，1 个月内不是阵雨就是暴雨，好不容易盼到天晴了，气温却骤降，脆弱的宝宝便从最初的喉咙痒、干咳一直发展到感冒、嗓子哑。

　　我们家小宝呼吸道相当敏感，每当吸入异物、闻到异味时，她会下意识地用手捂住鼻子，跟我说："妈妈，这里好臭。"严重时甚至干咳致呕吐。总之，咳嗽成为冬季里最易出现的症状。如果遇到冷空气及雾霾天气，孩子呼吸道受到严重刺激，将愈发加重病情。自从参加了海派儿科推拿初级课程的学习，无论多忙，我每天都会抽空将学到的推拿手法一点一点地运用在孩子身上，小试牛刀，居然初见成效。

　　在此，将我的亲身体会告诉和我一样刚开始学推拿的妈妈们。

　　（1）推拿前要做好准备工作：先将指甲修短，用温水将手泡热，以免刺激宝宝皮肤。

　　（2）刚开始推拿时，力度要轻柔适中，不可过重，以免伤着宝宝，等到熟练以后要把握好每个穴部的位置。

　　（3）最好在推拿部位涂上适量无刺激性的婴儿按摩油，对按摩油敏感的部位，可用婴儿润肤露代替。

　　（4）推拿过程中妈妈可以哼唱歌曲或播放柔和的儿歌，促使宝宝进入放松状态。

　　（5）推拿时要时刻注意孩子的反应，推拿时间根据每个宝宝的身体情况适当调整。

　　（6）持之以恒出成效，每天坚持给宝宝推拿至少 1 次，最多不要超过 3 次。

推拿方案

治法

宣通肺气，解痉止咳。

介质

葱姜水。

扫我看视频

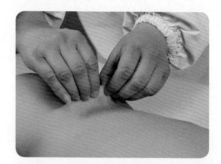

图 3-24　捏脊

操作

（1）补脾经、清肺经各 1 分钟（图 3-3、图 3-12）。

（2）顺运内八卦，左右手各 1 分钟（图 3-19）。

（3）揉天突、揉膻中各 2 分钟（图 3-13、图 3-14）。

（4）按揉肺俞 2 分钟（图 3-18）。

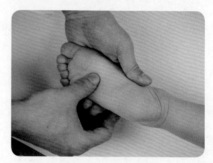

图 3-25　揉涌泉

（5）捏脊，每捏 3 次提一下，称"捏三提一法"，3～5 遍（图 3-24）。

（6）揉涌泉，左右脚各 1 分钟（图 3-25）。

效果

通过近 2 个月的实践操作，随着推拿时间的增加，我感觉孩子更信赖和配合我了。小儿推拿不仅增进亲子感情，同时可防患于未然。即使孩子感冒了，吃完药以后，妈妈亲手帮孩子推拿，在心理和生理上都有助于病情的恢复。为了孩子茁壮成长，我每周自制木瓜炖枸杞、冰糖炖雪梨。日常推拿配合食补，已然成为我们家首选的绿色保健方式了。

（李　恬）

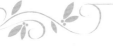

小儿呼吸道疾病常用穴位（部）的手法及作用。

（1）脾经，位于拇指末节螺纹面，亦称脾土。补脾经能健脾胃、补气血；清脾经可清热利湿、化痰止呕。小儿脾胃虚弱，在一般情况下，脾经多用补法，体壮邪甚者方可用清法。

（2）肺经，位于无名（环）指末节螺纹面。旋推为补，称补肺经，补肺经能补益肺气，用于肺气虚损及咳嗽气喘、虚寒怕冷等肺经虚寒证；由指端向指根方向直推为清肺经，能宣肺清热、疏风解表、化痰止咳，用于感冒发热及咳嗽、气喘、痰鸣等肺经实热证。

（3）内八卦，位于手掌面，以掌心（劳宫穴）为圆心，以圆心至中指根横纹内 2/3 和外 1/3 交界点为半径，画一圆，内八卦即在此圆上。用拇指在此圆上顺时针推运，称顺运内八卦，具有宽胸利膈、理气化痰、行滞消食的功效。用于小儿痰结喘咳、腹胀、呕吐。

（4）天突，仰靠坐位取穴，位于颈部，当前正中线上胸骨上窝中央。配膻中主治外感咳嗽。

（5）膻中，位于胸部两乳头连线的中点，平第四肋间处。膻中位于人体胸腺的部位，按揉膻中有宽胸理气、活血通络、清肺止喘、舒畅心胸的作用，可调节神经中枢，促进全身血液的重新分配，增强自主神经功能。可用于呼吸系统疾病，如咳嗽、支气管炎、胸膜炎等。

（6）涌泉，位于足前部凹陷处第 2、3 趾趾缝纹头端与足跟连线的前 1/3 处，是肾经的首穴。推搓该穴可促进血液、淋巴液在体内的循环，调节全身的新陈代谢，提高小儿的免疫力。

（程　波）

哮　喘

宝宝资料：喜喜，男孩，5周岁。

战病经过：3岁之前，喜喜是一个非常健康并且酷爱运动的小男孩。噩梦是从2013年10月的某一天开始的：那天喜喜突发严重咳嗽，没多久就开始喘不过气，双肩不停地耸起，腹部不停地凸起，然后深深地凹陷。急送医院诊治，从此，喜喜就踏上了静脉滴注抗生素、强的松，吃抗过敏药和连续雾化治疗的漫漫长路。喜喜但凡出现眼睛肿、流鼻涕、咳嗽、发热以及轻微的哮鸣音，我们都会高度紧张，因为最终都会发展到哮喘。经查，喜喜现在成了过敏性体质，对尘螨、鸡蛋和牛奶过敏。可这些都是生活中不可避免的，任凭我们如何当心，他还是几乎每2周就要发作一次，其间还得过2次肺炎。2年来，我真的是心力交瘁，每天晚上都睡不踏实，不停地起来听一下喜喜的背部，看是否又出现哮鸣音。我们也不停地换医院，从儿童医院、新华医院到儿科医院再到市中医医院，甚至私人医院，每家医院都留下了我们匆忙的足迹。喜喜也是吃了一肚子各式各样的药，到后来还出现了顽固的过敏性结膜炎和过敏性鼻炎。不停地生病、不停地吃药，喜喜渐渐变得不长个、头发黄，晚上尿床、磨牙，还严重缺锌，从一个小胖子变成了一个小瘦子。

一切都是过敏惹的祸，医生每次都会推荐我们服用抗过敏药。西医认为过敏是由于身体的免疫系统太灵敏，即便对外界的轻微刺激都会有很大的反应，在服用抗过敏药的时候，症状确实会减轻，但是一旦停药便会频频复发。如此恶性循环，我几乎崩溃。直到2015年的7月，我认识了海派儿科推拿。

一开始只是在网上胡乱地找一些推拿小视频和文章，依样画葫芦地为喜喜按按揉揉，心理作用大过了实际效果。后来，偶然的机会认识了岳阳医院推拿科的姜淑云主任，从此我的海派儿科推拿学习之路步入了正轨。

推拿方案（一）

治法
止咳平喘。

介质
葱姜水。

操作
（1）补脾经300次（图3-3）。

（2）清肺经 100 次（图 3-12），按揉天突 100 次（图 3-13），按揉膻中 100 次（图 3-14），擦膻中 50 次（图 3-26）。

（3）擦脊：搓热背脊 3 分钟左右（图 3-27），以热透为准（妈妈出汗，宝宝也出汗）。

（4）捏脊 10 次（图 3-24）。

（5）按弦搓摩 50 次（图 3-28）。

（6）揉肺俞：300 次（图 3-18）。

（7）擦肾俞：用小鱼际着力，以擦热为准（图 3-29）。

扫我看视频

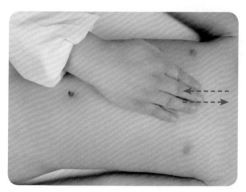
图 3-26　擦膻中

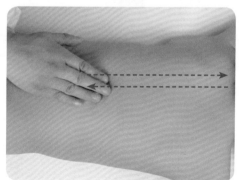
图 3-27　擦脊

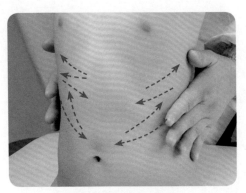

图 3-28　按弦搓摩

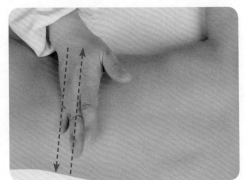

图 3-29　擦肾俞

效果

在刚开始有哮鸣音的时候推拿，做完一整套推拿治疗后哮鸣音完全消除。第2天继续推拿进行巩固。如今喜喜的哮喘已经基本得到控制，不再频发，稍有苗头时，我就会用上述手法将它平息。但是由于喜喜2年来饱受病痛困扰，体质相对较差，属于脾虚肾虚、气血不足的状态，所以现在每日睡觉前我都会帮他做三大保健推拿手法——养肺、健脾、补肾。具体方法如下。

推拿方案（二）

治法

补脾肾，益气血。

介质

润肤露或葱姜水。

操作

（1）开天门 64 次（图 3-7），推坎宫 64 次（图 3-8），揉太阳 64 次（图 3-9）。

（2）揉迎香 64 次（图 3-11），按揉天突 64 次（图 3-13），按揉耳后高骨 16 次（图 3-10）。

（3）揉内劳宫 64 次（图 3-30）。

（4）摩腹 64 次（图 3-21）。

（5）按揉足三里 64 次（图 3-31）。

（6）揉涌泉 64 次（图 3-25）。

（7）捏脊 10 遍（图 3-24）。

 扫我看视频

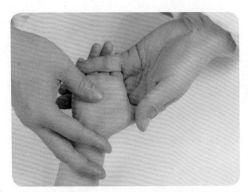

图 3-30　揉内劳宫

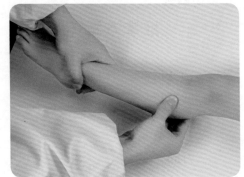

图 3-31　按揉足三里

效果

以上手法是用于喜喜的日常保健，每天晚上进行 20 分钟左右的推拿，喜喜很享受。半年的治病加保健推拿，喜喜的胃口好了很多，过去一年体重一直在 17 千克左右，昨晚特意称了一下，已经达到 19 千克了。身高本来也是停滞在 105 厘米，增长很缓慢，现在也超过 110 厘米了。关键是这个身高重新赶上了喜喜的邻居兼好朋友（原先两个娃一样高，后来喜喜一直生病，邻居宝宝就明显超过了喜喜，这两天比了一下，又一样高啦），我十分开心。

可怜的喜喜在频发哮喘的 2 年里，不喝牛奶，不吃鸡蛋，不食用蛋糕、面包、饼干等一切用鸡蛋牛奶做成的食物。可即便如此，喜喜在和小朋友玩耍时，也只能奔跑一圈就要蹲下来喘喘气。喜喜的哮喘一年四季都会发作，发病频率已经明显高于医生所说的秋冬季易发。现在空气污染大，雾霾严重时都可能引发哮喘。在咳嗽有痰的日子里，有时候仅仅是一颗糖，就有可能加重喜喜的咳嗽甚至演变成哮喘。

我是妈妈，我要用自己的双手来保护孩子，通过推拿按摩来激发宝宝自身免疫系统日趋完善。我非常推荐妈妈们在给宝宝日常的保健推拿里添加捏脊手法，通过刺激督脉和膀胱经起到健脾理肺、提高免疫力的作用；也可以调理脾胃，改善消化不良、积食、腹泻等；又能调和气血，强身健体。

现在我坚持每晚给喜喜做 20 分钟左右的保健推拿。前几个月里，喜喜总爱边听睡前故事，边接受我给他的推拿。突然有一天，喜喜对我说："我讲个故事给你听吧！"然后喜喜把一个 3 分钟的小故事讲得有声有色，让我十分惊叹。喜喜现在开始学围棋了，如今他每天最享受的就是与我一起度过的推拿时光，因为这 20 分钟他正好可以完成很多围棋题目。

喜喜从小儿推拿里找回了健康，我也在小儿推拿里得到了满满的收获。希望更多的孩子可以远离药物、远离抗生素，用我们的双手来帮助宝宝们茁壮成长。

（虞金鹰）

医师点评

《证治补汇》云："内有壅塞之气，外有非时之感，膈有交阻之痰，两者相合，必聚气道，发为哮病。"故本病病位主要在肺，其病理因素以痰为主，治疗时应以宣通肺脏，健脾化痰为主。

（1）若为寒喘，可予擦肺俞、补肺经、擦膻中等手法温阳平喘。

（2）若为寒喘加阳虚，可予补肺经、补肾经、擦脾俞、擦肾俞、擦督脉等手法，重在温阳。

（3）若为热喘，可予清大肠、退六腑、推膻中、推脊等手法清热平喘。

小儿哮喘发病日久可见肺、脾、肾三脏亏虚，气血不足，治疗时间较长。家长在平日应多为孩子做推拿保健，扶正强身，补肺、健脾、益肾，慢慢调整孩子的身体素质，同时注意避免过敏原，减少哮喘发作。

众所周知，针对过敏性疾病，避免接触过敏原可以有效减少疾病的发作，但这仅仅只是预防而已。我们的目标绝不能是一味逃避，毕竟其实很多时候，很多过敏原是无法完全躲开的。我们最终的目标还是充分提高自身的抵抗力，让自己不再害怕这些过敏原。因此，我们一定要给宝宝脱敏，究竟如何脱敏呢？医院有一种确定过敏原后，将过敏原的致敏成分提炼出来，注入过敏者体内，从低剂量开始逐渐增加，使患者从对过敏原耐受到逐渐适应的方法。目前国内主要针对螨虫过敏的患者进行脱敏，但大部分人可能都是对多种过敏原过敏的，我们也不可能逐一脱敏。其实，我们每天在接触这些过敏原时，就是一个给自己脱敏治疗的过程。因此，我们不能一查到过敏原就完全隔绝它，而应该在身体能够承受的情况下，对该过敏原进行适当接触，最后逐步让自己完全适应。此外，要适当进行体质锻炼。

（冯燕华　程　波）

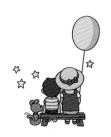

食欲不振

宝宝资料：高兴，女孩，5周岁。

战病经过：孩子的吃饭问题，在父母的眼里，是绝对一等一的头号大事。宝宝吃饭吃得好，才能长得好，宝宝不好好吃饭，妈妈会担心。比如高兴，让她乖乖吃饭一直是件让我费神的事情。由于从小纯母乳喂养，我休产假在家的时候，高兴胃口相当正常。等我上班后，高兴拒绝奶瓶，外婆只能用勺子喂母乳给她，所以那段时间她在白天几乎吃不了多少奶，全靠我下班回家补吃母乳。到添加辅食的阶段，过渡得也一般，在高兴1岁的时候，甚至出现过疳积和贫血的情况。我变着花样给她做辅食，顶多就吃2勺，而且还含着不咽，要外公外婆抱着她下楼，一边走一边喂。有时候从街一头走到另一头，粥还含着，最后吐出来一口渣渣。刺四缝穴后，虽然食欲有所增加，但又添了让人抓狂的新毛病——挑食！她最爱吃虾、鱼，基本不碰蔬菜，特别是绿叶菜，夹到碗里她都能拣出来。而且她食欲一直不太好，吃饭不香，不肯老老实实坐着吃饭，边吃边玩，外婆就端着碗跟在后面追，边追边寻找机会喂上一口，一顿饭要吃上个把小时。每次喂完饭，外婆就说自己的腰快断了！这样的情况一直持续到高兴上幼儿园。入园前我最担心的就是她的吃饭问题，不过老师似乎是具有超能力的拯救者，高兴去幼儿园第一天，就开始接受绿叶蔬菜，我的担心暂时告一段落。

不过，高兴的吃饭问题在幼儿园也会偶尔发作一下，食欲不好、吃饭不专心、吃得慢。这不，2015 年 10 月中旬，老师和我说，高兴最近吃饭非常慢，把她接回家后，我开始思索，每晚临睡前，我都会给她捏脊啊（那时我还没系统学习儿科推拿手法，但是每天都在帮她捏脊），为什么感觉没啥效果呢？翻开刚买的金义成教授的著作，找到捏脊这段："脊柱属督脉经，督脉贯脊属脑络肾，督率阳气，统摄真元。用捏脊法自下而上能调阴阳、理气血、和脏腑、通经络、培元气，具有强健身体的功能。"督脉上几个主要穴位都是升阳的穴位，是不是我给她捏脊的时间段不对呢？从那晚开始，我按照书上的手法，在睡前增加了补脾经、摩腹、揉中脘、按揉足三里，并把睡前捏脊改为晨起捏脊。

推拿方案

治法
健脾胃，增食欲。

介质
儿童润肤露。

操作

（1）临睡前：①补脾经 300 次（图 3-3）。②摩腹 5 分钟（图 3-21）。③揉中脘 300 次（图 3-32）。④按揉足三里 50 次（图 3-31）。

（2）晨起：捏脊 5 次，第一次平捏，后 4 次捏三提一（图 3-24）。

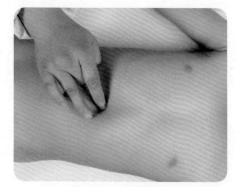

图 3-32　揉中脘

效果

这样的手法持续了不到 2 周，老师惊讶地和我说，高兴最近吃饭进步了好多，这两天吃午饭都是第一个把饭菜都吃光的。我不禁在心里暗暗高兴，儿科推拿的效果真的太棒了！此后，我也就捏脊时间咨询过岳阳医院儿科推拿陈志伟主任，陈主任说，还是以孩子适应能力为主，有的宝宝晨起捏脊效果好，有的睡前捏脊效果好，养成习惯的宝宝甚至会在完成儿科推拿后才满意地进入梦乡。好吧，我在心里嘀咕着，我不会告诉您，高兴现在就已经达到推拿完睡得香的境界啦！

（高怡琳）

小儿厌食主要是脾胃功能失调所引起的。小儿脾常不足，若乳食不节，痰湿滞留，或久病脾虚，均可使脾胃运化失司、食欲减退。

（1）若为脾胃积食引起的食欲不振，可加清脾胃、揉板门，一指禅推或揉脾俞、胃俞以消食化滞。

（2）若为脾胃虚弱引起的食欲不振，可加推三关、揉劳宫，一指禅推或揉脾俞、胃俞以健脾和胃。清晨为一日之中阳气生发之时，捏脊可生发阳气，此时捏脊顺应自然规律，效果也会比较明显。

小儿厌食症是儿科常见疾病，是指孩子长期的食欲不振、食量减少甚至抗拒食物的症状。

孩子的厌食很少由疾病引起。说到这里，肯定有不少人不以为然，这是因为大多数这样的孩子一到医院检查，常常可以发现其存在某些营养方面的问题，比如缺铁、缺锌及维生素等，所以更多的家长确信孩子是病了。然而当把这些所谓缺乏的物质补充之后，效果并不十分理想。这时是否有人想到，这些问题是长期厌食的结果，而不是引起厌食的原因？

很多孩子厌食是行为问题，而不是病理原因，因此我们有必要采取以下方式进行纠正。

（1）尽可能早地开始对孩子生活习惯的培养，例如：什么时间吃饭？在哪里吃饭？不要给孩子可以选择的余地。试想，哪个孩子不喜欢边玩边吃啊！

（2）可以准备儿童专用餐椅，有利于养成他"坐着吃饭"的习惯。

（3）给孩子营造一个轻松愉快的就餐氛围，注意吃饭前不要骂孩子，难过的情绪会影响他的食欲。

（4）让饭桌常变常新，饭菜的花样多些，让孩子对吃饭有新鲜感和趣味感。

（5）把食物分成小块，增加孩子"消灭"它的信心。

（冯燕华　程　波）

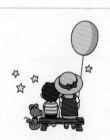

✿✿✿ 消 化 不 良

宝宝资料： 乐乐，男孩，2 周岁。

战病经过： 2 周岁的乐乐似乎不怎么让家人省心，在出生 3 个多月后就腹泻了近 1 个月，后又发热，成了医院的常客。几经周折治愈后，6～7 个月时由于喂养疏忽，开始了长达 9 个月的厌奶，一口奶粉都不肯吃，靠匮乏的母乳和辅食支撑，然而过多的辅食又造成消化不良，导致脾胃虚弱、身高体重不达标。在中医专家的调理下，服用了 8 个月的中药药剂，病情有了改善，能喝奶粉了，一日三餐正常，身高体重也上了个台阶。医生说可以不用一直服药了，在医生朋友们的介绍下，我了解到了还有儿科推拿的方法可以进一步提高他的体质。俗话说，"三分病，七分养"，我决定加入海派儿科推拿的大军。

考虑到我要上班，家离岳阳医院的路途又较远，于是今年秋天，乐乐由外婆正式送去区中医院儿科做推拿。推拿医生认为调理脾胃的推拿治疗也需要一个疗程，前期需要每周 3 次的频率，为了孩子，只能克服！几乎雷打不动，1 周 3 次带他去医院做推拿。为了让乐乐能得到持续、便捷的儿科推拿治疗，我决定去岳阳医院学一学专业推拿手法。

完成初级培训后，我抽时间自己带他去了次岳阳医院的儿科推拿门诊，顺便看看临床医生做海派儿科推拿的针对性手法，巩固下自己新学的知识。正如乐乐外婆说的，整个推拿过程中他十分不配合，不停哭闹，哭得比其他孩子都凶，只能采取强行压制的措施，最后他精疲力竭，我也浑身是汗，总算勉强做完了手法。我记录下医生用的推拿手法，基本都在初级推拿课程中学习过，医生说要把握好时间，主要穴位要找准，以补脾、补肾、摩腹为主。我决定回去亲自操作一下。

推拿方案

治法
补益脾胃，安神定志。

介质
婴儿爽身粉或滑石粉。

操作
（1）补脾经 300 次（图 3-3）。

（2）揉板门 50 次（图 3-33）。

（3）清肺经 300 次（图 3-12）。

（4）揉外劳宫 50 次（图 3-34）。

（5）摩腹 5 分钟（图 3-21）。

（6）捏脊 5 ～ 8 次（图 3-24）。

扫我看视频

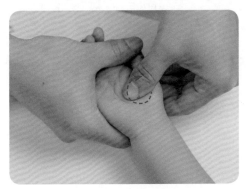

图 3-33 揉板门

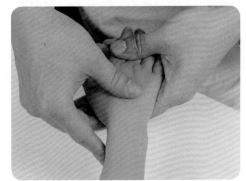

图 3-34 揉外劳宫

效果

傍晚回家后，我理论结合实践，照着医生提到的要点，给他做推拿治疗。乐乐现在已经有了自我意识，他特别不喜欢别人触碰他的头面部，开始时一碰到他，他就十分抵触地推开，所以什么手法都进行不下去，只能快速地捏几下。

一天傍晚，我看见他在专心玩着玩具小熊，我借机发挥，给他讲了个小熊推拿的故事，连哄带骗地帮他做完手部推拿，他好像镇定了很多，中间有几次想反抗，但又被故事吸引了回去，于是比以前顺利地完成了一整套手法。第2天，又是借着他在看巧虎节目的时候，给他把手部的手法做完。就这样持续了几天，有些出乎意料的是，他似乎很喜欢做捏脊和擦背，一听到要捏脊，自己马上翻过身来了，嘴里喊着："捏脊！捏脊！"但是乐乐还不是很有耐心，摩腹等手法必须快速完工。一个疗程下来，他半夜翻身的症状较之前有了明显的改善，夜醒次数也减少了。我想，中医疗法是贵在坚持的吧！

时间久了，他现在也已经基本能配合治疗了。现在去医院推拿，再也听不见他的哭声，安静地候诊，安静地给医生推拿，同之前判若两人，十分乖巧。由此可见，对一开始做海派儿科推拿会哭闹的宝贝，我们需要给他们更多的时间去适应。

（曹佳璐）

医师点评

小儿"脾常不足"，脾胃功能较差，若因饮食失调、喂养不当使脾胃受损，易出现腹泻、消化不良等疾病。若为胃强脾弱所致消化不良，应以补脾经、清大肠等补脾、清胃火手法为主；若为脾胃虚弱所致消化不良，应以补脾胃、推三关、揉脾俞及胃俞等健脾和胃手法为主。

吃得多却不长肉、不长个的宝宝大多属于胃强脾弱的类型。他们的胃一般很大，要吃很多才有饱腹感。但是宝宝的消化系统，也就是中医所说的"脾"，还很弱，吃了这么多反而给消化系统带来了很大的负担。久而久之，不能消化的食物堆积在胃肠中，渐渐就形成了积食的问题。这样的宝宝舌苔一般比较厚腻，而且因为消化不良，大便常常不成形。

有些心急的家长盼着宝宝多长点肉，看宝宝能吃，就不停地给他吃。短时间内可能看不出问题，但一段时间后，就会发现宝宝好像胃口变差，慢慢吃不下饭了。这时，其实就是产生积食了，吃不下饭，反而更不容易长肉了。

宝宝长肉虽然很重要，但是切记要有针对性地选用合适的方法，而不是"填鸭式"强塞。对于胃强脾弱的宝宝，我们应该根据其消化能力稍微控制一下他的进食量。通过一些增强消化能力的方法，待其消化能力上去后，再慢慢增加进食量。否则造成积食，得不偿失。

（1）养成孩子定时、定量饮食的好习惯，餐前不吃零食。

（2）注意纠正孩子偏食、挑食的坏习惯，饮食均衡，但不可强行喂食，避免使孩子产生厌恶感。

（3）尽量避免边看电视或书本边吃饭。

（冯燕华　程　波）

急性胃肠炎

宝宝资料： 子墨，男孩，4周岁。

战病经过： 2015年11月4日，子墨一早精神非常好，吃了一碗粥和一个菜包就高高兴兴地去幼儿园了。下午4点放学，我领着子墨到体育场和小朋友们玩了一会，其间就吃了点苹果喝了点水。晚上6点在家开饭，小家伙胃口好，吃了好多。

可是到了凌晨1点左右，我发现子墨翻来覆去，睡得一点不踏实，过一会儿他爬坐了起来像是要吐的样子，我赶紧拿了桶给他，他吐了好多。然后烦躁吵闹，没精神。我给他喝了点水，可是刚喝好他又吐了。我猜测不会又是急性胃肠炎吧？子墨从小肠胃比较弱，已经犯过2次了。

想到这，我头都有点晕了，如果真是，那肯定又要输液了。孩子得病可不能急慢，全家赶紧收拾收拾去医院。在去医院的路上，子墨又吐了3次，最后一次吐的是黄水了。抱着他，我心急得像热锅上的蚂蚁，看着孩子这样痛苦，萎靡不振地躺在我怀里，心疼极了。他爸爸一路飞车到医院，挂好号到急诊室一看，这是凌晨2点的阵势吗？急诊室好多人，我们前面还有50个人排队，护士说只有2个医生在看诊。天哪！这要排到什么时候，只好等着吧！

这时子墨又开始不停地吐，从第 2 次吐就开始给他禁食了，水都不给喝，这时他一直叫肚子疼，问他要不要大便，他又说拉不出来。因为有过 2 次经历，我更加确定是急性胃肠炎。

凌晨 3 点半左右，终于轮到我们了，我和医生说了情况，一共吐了 6 次，没有拉肚子，没有热度，医生直接诊断为急性胃肠炎，先输液，明天看情况再过来。

我听说要输液，虽心里一万个不愿意，但情况真的很急，需要这样处理。医生开了头孢、维生素 B_6 静脉滴注，在一阵狼嚎声中终于输上了液。其间孩子一直烦躁不安、闹情绪，肚子还一直疼，医生说明天肯定会拉肚子的。

输好液回家都已经凌晨 5 点了，这一夜大人们谁都没睡觉，跟打仗一样。也许太累了，回到家子墨就睡着了，可是睡一会儿哭一会儿，说肚子疼，这可愁坏了我。看着孩子这么难过又刚从医院回来，能有什么办法给他缓解呢？

老公一语点醒了我："你给宝宝按摩下肚子，他会不会舒服点？"我就想到自己学习过的海派儿科推拿手法，这时候应该能派上用场。我就顺时针给子墨摩腹，大约摩了 10 分钟，子墨说想大便，赶紧让他上厕所，腹泻了，拉得还挺严重，水样便。但他说肚子没那么疼了，脏东西拉出来就舒服了。

患胃肠炎时一定要注意饮食，这时候只能给他吃白粥了，早上又吐了 1 次，腹泻了 3 次，还有点发烧，一量 38℃。奶奶不淡定了，说赶紧去医院吧！拗不过老人家，中午又去医院了，医生给验了血，说是病毒感染，让我们再输液，我直接拒绝了。医生开了环酯红霉素，我也没给他吃。昨晚输液是因为吐得太厉害逼不得已，可今天呕吐已经好转，我不想再让孩子受针药之苦了。

　　我想用海派儿科推拿来试试，为了能辨证准确，我带着儿子去岳阳医院找了沈一菁医生，跟她说了情况。沈医生诊断子墨是饮食不调，吃多了导致胃肠功能紊乱，现在要健脾和胃、清热解毒，要先清后补。

推拿方案（一）

治法

退热、清肠、止吐、止泻。

扫我看视频

介质

葱姜水。

操作

（1）开天门 50 次（图 3-7），推坎宫 50 次（图 3-8）。

（2）补脾经 300 次（图 3-3）。

（3）清大肠 300 次（图 3-20）。

（4）摩腹 300 次（图 3-21）。

（5）揉龟尾 100 次（图 3-35）。

（6）推天柱骨 300 次（图 3-36）。

（7）捏脊 5 遍（图 3-24）。

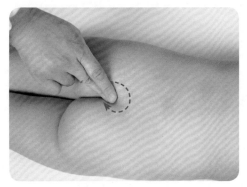

图 3-35　揉龟尾

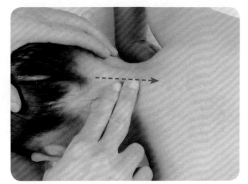

图 3-36　推天柱骨

效果

　　子墨乖乖地躺着，全程都很配合，推了 20 分钟左右。结束后沈医生叮嘱，这几天一定要吃清淡白粥、馒头，由于今天给他清肠了，肯定还会再拉的。回家后，子墨的热度退了，人也精神了，原来像只软绵绵的小羊要抱着，现在都能自己起来玩了。虽然他说肚子饿了，但我也不敢给他多吃，只喂了小半碗白粥。下午拉了 1 次，晚上又拉了 1 次，次数明显减少，也不再水泻，晚上热度也没有反复。终于睡了个安稳觉。第 2 天起来精神恢复得很好，又开始翻箱倒柜找出他的坦克、飞机玩起来了。胃口也好多了，吃了一碗粥呢，也没有再呕吐或腹泻。为了巩固推拿效果，我联系了沈医生，向她反映了子墨的情况。沈医生觉得现在还是要健脾和胃，不发热就不需要用清法了。有了她的指导，我再次开始给子墨推拿起来。

推拿方案（二）

治法

止泻，健脾和胃。

介质

麻油。

操作

（1）开天门 50 次（图 3-7），推坎宫 50 次（图 3-8）。

（2）补脾经 300 次（图 3-3）。

（3）顺时针摩腹 300 次（图 3-37）。

（4）揉龟尾 100 次（图 3-35）。

（5）捏脊 10 遍（图 3-24）。

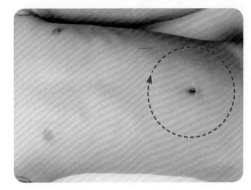

图 3-37　顺时针摩腹

效果

　　晚上推好后，子墨很快睡着了，看着他熟睡的小脸，我很欣慰。这次胃肠炎只有第 1 天晚上输了液，后 2 天没有吃过 1 粒药，也没有再输液，只是坚持了 2 天的推拿就奇迹般痊愈了，连宝爸和奶奶也夸我学推拿很有用。换作以前，不是输个 3 天液，就是蒙脱石散、益生菌一起上，说不定吃个几天也不见效。我也很庆幸自己学了海派儿科推拿，真的是绿色环保，在急性胃肠炎后期，针药未用，就将子墨的急性胃肠炎治好了。

（李春艳）

医师点评

小儿"脾常不足"，脾胃功能较差，若因饮食失调、喂养不当使脾胃受损，易出现腹泻、消化不良等疾病。

（1）若为胃强脾弱所致消化不良，应以补脾经、清大肠等补脾、清胃火的手法为主。

（2）若为脾胃虚弱所致消化不良，应以补脾胃、推三关、揉脾俞及胃俞等健脾和胃的手法为主。

急性胃肠炎是夏秋季的常见病、多发病，主要表现为腹痛、呕吐、腹泻，多由食入带有细菌或病毒的食物（如变质、腐败、受污染的主副食品）等引起。不合理地喂养婴幼儿，如吃得过多、过少、过早或过多食用淀粉类、脂肪类食物，或突然改变食物种类、突然断奶等，也可诱发急性胃肠炎。

宝宝得了胃肠炎，有呕吐发生时，应先暂时禁食，让肠胃休息；恢复饮食前应先喝水，看症状是否改善。发病期间不管是呕吐、腹泻还是发热、出汗，都会造成宝宝体液的不断流失，若宝宝出现尿少、口渴、唇干等问题，就要考虑宝宝是否脱水。口服补液盐有助于补充宝宝丢失的水分、无机盐和盐。

（冯燕华 程 波）

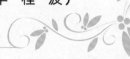

轮状病毒感染

宝宝资料: Amy，女孩，1 周岁。

战病经过: 这段经历很特殊，事情发生在我们一家人带宝贝在三亚旅游的时候。当时为了方便及时就医，我完整地记录下了宝宝生病时每日的出入量、宝宝的精神状态和采取的措施。

2015 年 10 月 14 日

一早醒来，Amy 就没什么精神。8 点喂完奶后，立马吐光，呕吐为喷射状，量大，然后睡觉。我心里咯噔一下，出门在外也没有很好的办法，还好我们是全母乳宝宝，也正好带了大米，赶快烧米准备白粥。打算停其他辅食，只吃白粥和母乳。

10 点 Amy 醒来，但是没精神，又昏昏欲睡。排除了其他异常。看她精神不好，我先捏脊 30 遍，过程中她狂哭。我感觉完了，开始有点怀疑她感染了轮状病毒，于是决定不去海棠湾，改道机场附近。

12 点醒来后精神好，还好来之前为了防游泳脱水随身带了电解质水，喂了她 120 毫升电解质水，然后和她在房间里玩了一会。

14 点喂奶后又吐光，量大，呈喷射状，之后继续睡觉。趁她睡着之前，我为她摩腹 10 分钟，补脾经 300 次，捏脊三捏一提 10 次。

16 点醒来，精神好。小便尿量少，喂电解质水 50 毫升。

17 点陪玩后喂水 100 毫升。洗澡后喝奶。

18 点呕吐量大后睡觉。严重怀疑轮状病毒感染，继续喂电解质水 150 毫升，摩腹 10 分钟。

20 点开始第一次腹泻。量大，水样便。基本确定是轮状病毒感染，买美林、温度计、冰宝贴，查好医院位置。继续喂电解质水加推拿，因为没有把书带在身边，所以只能进行增强免疫、促进恢复的手法。

21 点再喂 100 毫升电解质水。

21 点半喂奶后呕吐，呕吐量开始变小。

22 点喝水 50 毫升后睡觉。

2015 年 10 月 15 日

0 点体温 37.8℃，敷冰宝贴，揉太阳 1 分钟，蘸水捏脊 10 遍。

3 点体温 36.7℃，喂奶后没吐，继续睡觉。

8 点半醒来精神佳，喂奶后没吐。

10 点半开始腹泻量大，喷射状水样便。

11 点喂电解质水 50 毫升，嗜睡，逆时针摩腹 5 分钟，补脾经 300 次，推上七节骨 100 次。

13 点喂奶没吐。

14 点体温 37.7℃，敷冰宝贴加蘸水捏脊 10 次。

15 点喂奶后水样便。

15 点半给予 100 毫升电解质水后水样便。揉太阳 1 分钟。

18 点水样便。推上七节骨 100 次，逆时针摩腹 5 分钟。喂 100 毫升电解质水。

20 点喂奶后睡觉。

2015 年 10 月 16 日

1 点体温 38℃，敷冰宝贴加揉太阳 1 分钟、清天河水 300 下。喂奶加喂水 50 毫升，小便黄。

4 点喂奶后水样便，喂 50 毫升电解质水。

7 点体温 37.8℃，水样便后睡觉。捏脊 10 遍。

9 点醒来喂奶后水样便，喂 50 毫升电解质水。逆时针摩腹 10 分钟。

11 点喂奶后水样便，喂 50 毫升电解质水。

12 点小便黄，继续睡觉。

16 点醒来精神佳，喂奶后没有腹泻。捏脊 10 遍后吃了两口粥。

19 点喂奶后睡觉。补脾经 300 次，捏脊 10 遍。

2015 年 10 月 17 日

0 点喂奶后水样便。

8 点醒来精神佳，喂奶后大便糊状，给予电解质水 100 毫升。便后 Amy 要吃东西，我很高兴。吃了白粥 1 小碗，捏脊 10 遍。

12 点喂奶加电解质水 50 毫升，体温正常，吃菜粥 1 小碗。

15 点蒸苹果半只，排便糊状，喂水 20 毫升。

17 点喂烂糊面 1 小碗加喂奶。

19 点喂奶后糊状便，给予电解质水 100 毫升。

2015 年 10 月 18 日

Amy 基本恢复正常，比平时爱睡觉，精神好。大便糊状 3 次，喂电解质水 250 毫升。辅食：青菜粥、白粥、苹果。推拿手法：补脾经 300 次，捏脊 10 遍。

2015 年 10 月 19 日

大便糊状 3 次，喂电解质水 250 毫升。辅食：青菜粥、番茄烂面、蒸红薯、小米粥、苹果。推拿手法：补脾经 300 次，捏脊 10 遍。

2015 年 10 月 20 日

大便糊状 3 次，喂电解质水 250 毫升。Amy 胃口明显增加。辅食：素馄饨、生菜烂面、南瓜馒头、红薯、柚子。推拿手法：捏脊 10 遍，摩腹 10 分钟。

2015 年 10 月 21 日

醒来大便成形，胃口大开。

推拿方案

治法

止吐、止泻、退热、提升自身免疫力。

介质

冷水。

操作

（1）补脾经 300 次（图 3-3）。

（2）揉太阳 1 分钟（图 3-9），清天河水 300 次（图 3-1），捏脊 20 次（图 3-24）。

（3）顺时针摩腹 10 分钟（图 3-37）。

（4）逆时针摩腹 5 分钟（图 3-38），推上七节骨 100 次（图 3-39）。

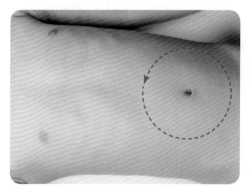

图 3-38　逆时针摩腹

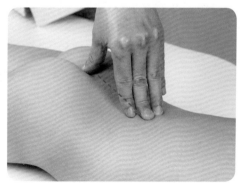

图 3-39　推上七节骨

效果

这次出门在外，碰到宝宝生病非常意外。人生地不熟，只能用自己以前学到的知识来判断，及时观察，在宝宝精神等状态稳定的前提下，用儿科推拿帮助宝宝提升自身免疫力，帮助宝宝加快病程康复。感谢儿科推拿这种绿色且有效的疗法。虽然在推拿过程中，有时小宝宝会不太配合，有时还会痛哭，但是效果真是立竿见影！

（奚方珺）

医师点评

本病主要由感受外邪所致，其病位主要在大肠。若严重呕吐或腹泻，会出现电解质紊乱，引起脱水、酸中毒等危症。治疗主要以健脾利湿止泻、和胃降逆止呕为主。

（1）若为寒湿，可加揉外劳宫，推三关，揉天枢。

（2）若为湿热，可加清大肠、推三关、退六腑、推下七节骨。

（3）若为饮食失调，可加清脾胃、清大肠、揉中脘、拿肚角。

（4）若为脾胃虚弱，可加摩腹、推板门、推运内八卦。

（5）若为脾肾阳虚腹泻，可加推肾俞，擦八髎。

患病初期注意补充电解质，避免脱水致病情恶化。

外出旅游时应注意孩子饮食卫生，不吃不洁食物，不要过食生冷食物。

急性胃肠炎发病时，对于母乳喂养的宝宝，腹泻时不要停止喂奶，可以适当减少奶量，缩短喂奶时间，并延长喂奶间隔。由于母乳中含有脂肪，过多的脂肪可能会导致滑肠，因此母亲在喂奶前应多喝水，使奶稀释，更有利于宝宝消化。人工喂养或混合喂养的宝宝，在腹泻时就不要添加新的辅助食品了。当宝宝腹泻较重时，因为过多的牛奶易致肠胀气，因此最好停止喂牛奶，禁食6~8小时。在禁食期间可喂胡萝卜汤、米汤及苹果泥。胡萝卜汤的热量较低，含脂肪少，还含有果酸及维生素，可使大便成形；苹果纤维较细，对肠道刺激小，脂肪低，并含有果酸，有收敛的作用。对于年龄稍大的宝宝，可吃易于消化的山药粥、蛋花粥、烂面等，但量要减少。恢复期宝宝饮食应逐步缓慢添加，就像添加辅食的节奏一样，从半流质（例如：米汤、菜汤）到软食（例如：稀饭、面条），最后逐步变为普通正常饮食。其间应避免食用油腻、油炸及刺激性食物，避免食用豆类、牛奶等产气食物。

（冯燕华　程　波）

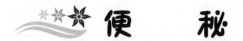 # 便　秘

宝宝资料：瑞桧，女孩，4周岁。

战病经过：瑞桧从小就有大便不畅的问题，虽然饮食、饮水都正常，也没有挑食的情况，蔬菜水果均吃，但就是大便干结。一开始在家喂香蕉、喝芦根水、喝绿豆百合汤都无效。到医院就诊，尝试了中成药玉屏风口服液、槐杞黄颗粒、黄氏宝赤丸……医生的招数都用尽了，也没有从根本上解决问题。便秘稍微缓解的时候，每2天1次，严重的时候4～5天都没有大便，小肚子看起来鼓鼓的，摸起来硬邦邦；宝宝自己也不舒服，胃口差，烦躁，脾气不好，睡觉也不踏实。实在没办法的时候，只能用开塞露，每次瑞桧都哭得撕心裂肺，我实在不忍心，只能远远躲开，不但心疼，更是焦急。开塞露通便治标不治本，而且用久了还有依赖性，那么小的孩子就依靠开塞露排便，长大了可怎么办？最让人揪心的是瑞桧2岁的时候曾因为便秘，发生过一次肠套叠，吃什么都吐，一边哭一边抱着肚子在床上打滚，我吓得腿发软！大冬天一家人抱着她连夜送去医院挂急诊灌肠。那次以后我在心里暗暗发誓，一定要想办法治好瑞桧的便秘，不能让她再吃这样的苦！这次参加海派儿科推拿的讲座时，瑞桧又便秘了3天。学习期间，儿媳妇打电话来说要用开塞露，被我拒绝了。下课后我向医生详细描述了瑞桧的病情和

病程，医生说她是因为燥结气滞加气血虚弱造成便秘，根据医生给出的手法：揉中脘、摩腹、揉龟尾、推下七节骨、揉足三里，我回家给她做了我人生中也是她人生中的第一次海派儿科推拿。

推拿方案

治法

通便。

介质

儿童润肤露。

操作

（1）揉中脘 3 分钟（图 3–32）。

（2）摩腹 5 分钟（图 3–21）。

（3）揉龟尾 100 次（图 3–35）。

（4）按揉足三里 50 次（图 3–31）。

效果

这是我第一次给瑞梌做儿科推拿，一开始她是有些抵触的，特别是腹部的手法，一碰到她的肚子，她痒得咯咯笑，扭动着身体不肯配合我。我停下来和她说："瑞梌，你已经4岁了，是个大孩子了，你也知道不能便便有多难受，奶奶现在给你做推拿，是为了让你不打针、不吃药、不用开塞露就能自己大便。如果你不配合，只有再用开塞露咯？"瑞梌一听就乖乖配合了。说起来，当时我也是初学，对自己做海派儿科推拿的效果真的没把握，但是就在第2天中午，瑞梌居然真的自己排便了！不但身体舒服了，心情也好了。接着2天，我坚持每晚睡前给她做1次治疗便秘的手法。3天后，困扰瑞梌4年的问题就这样解决了！效果如此之显著，我真的太高兴、太兴奋了！现在她基本每天排便1次，效果很好。以前她还常常打嗝，现在肠道通畅了，打嗝也一起自愈了！再之后，不但瑞梌快乐地接受了海派儿科推拿，我的儿子、媳妇也终于不再质疑，说奶奶真厉害！活到老，学到老，在班里我是年龄最大的奶奶级学员，但我感觉自己学得一点不吃力。我要把儿科推拿介绍给身边的爷爷奶奶、朋友同事、幼儿园小朋友的家长，把我牵着瑞梌的手，走向健康之路的过程写下来，告诉更多的家长，让更多的孩子更健康、更幸福！

（方惠珍）

医师点评

中医学认为，"水谷者，并居于胃中，成糟粕而俱下于大肠""大肠者，传导之官，变化出焉"。故便秘主要是由于大肠的传导功能失常，燥结气滞或气血虚弱所致，病位在大肠。

（1）若因饮食不节所致实秘，可加清脾胃、退六腑、按弦搓摩等手法。

（2）若因气血不足、津液亏虚所致虚秘，可加补脾胃、清大肠、揉丹田等手法。

很多孩子的便秘源于没有养成规律的排便习惯，致使排便的条件反射未能很好地形成。有时因专注于游戏、电视而长时间忍便，造成大便停留在肠内时间过久，水分被肠壁吸干而变硬难解。干燥的大便有可能使得肛门口产生撕裂伤，大便表面可以看到鲜血或血丝。此时宝宝会疼痛难忍，惧怕排便，从而加重便秘，形成恶性循环。因此，防治宝宝便秘（尤其是功能性便秘）的有效办法之一，就是从出生后3个月起进行规范的排便习惯训练，促进排便的条件反射早日形成。在早晨喂奶后，由大人两手把持宝宝，或让宝宝坐便盆、排便小椅等，连续按时训练半个月至1个月，即可逐渐见效。

养成排便训练习惯后，不要随意改变时间。对于年龄较大的幼儿便秘，除鼓励其多运动、多进食纤维素含量丰富的食物外，也应提醒其按时如厕，养成良好习惯。

宝宝便秘时不能总是依赖开塞露，但是宝宝若数日未解便，出现腹痛、腹胀、难以进食、烦躁不安、肛门出血的情况时，就需要它来帮忙了。用的时候要把开塞露的尖端封口剪开，将开塞露管口插入肛门，轻轻挤压塑料囊使药液射入肛门内，挤入后要让药液停留在肠内3～15分钟，让药液软化粪块后再排便。若挤入后立即拉出，那就白费了。

（冯燕华　程　波）

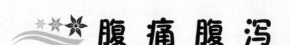

腹痛腹泻

宝宝资料：炀炀，男孩，4周岁半。

战病经过：炀炀是高兴的幼儿园同班同学，一个儒雅帅气的小男生。这次生病的过程，是后来我去炀炀家给他做海派儿科推拿的时候，由他妈妈转述给我的。

炀炀在 2015 年 12 月 20 日的时候，因为感冒发热去过一次医院，查出是细菌合并病毒感染，医生用了抗生素治疗，病愈后回幼儿园上课。

2015 年 12 月 30 日中午，炀炀妈妈接到老师电话，说他有拉稀的症状并且弄脏了裤子。挂了电话，炀炀妈妈就去学校把他接了回来，回家后又有一次不成形的排便。妈妈一摸他额头，觉得有些烫手，量体温 38.5℃。寻思着是不是前一天晚上踢被子着凉了？没想到下午炀炀捂着肚子直喊痛，这下妈妈慌了神，赶紧带他往医院赶。医生照例先开验血单，出乎意料的是，结果显示没有明显的细菌或病毒感染指征，医生诊断为急性胃肠炎，开了头孢克肟颗粒和益生菌，因为还有少许咳嗽，医生加了宣肺止嗽合剂。

回家后遵医嘱口服了 3 天药物，炀炀白天的大便基本恢复正常，但腹痛仍然没有得到明显的缓解。白天体温基本在 37.5℃，午睡后体温就飙升到 38.5℃，每天如此，也找不到发热的原因。

由于炀炀之前有过一次发热到 39℃发生惊厥的情况，炀炀妈妈到现在还心有余悸，在炀炀反复发热的第 3 天，炀炀妈妈给我打了电话。"每天午后起发热"应该是阴虚发热的典型特征，我心里想着，请炀炀妈妈拍了他的舌苔照片，填写了问诊单，转发给岳阳医院的儿科推拿医生，医生肯定了我的判断。

于是，我列出了穴部的清单——补脾肾手法：补脾经、清肺经、揉肾顶、揉二马、按揉百会、按揉涌泉、按揉肾俞；解表手法：开天门、推坎宫、揉太阳；清热手法：阴虚发热用清天河水，清热不伤阴加推天柱骨；用摩腹缓解他的腹痛，捏脊扶正气；由于炀炀有惊厥，我加了平肝和捣小天心，一来防惊厥，二来安神助眠。

　　当天晚上，我带着小碟子和冬青膏到了炀炀家。那时炀炀体温38℃，精神、食欲都尚可。我在做清天河水加打马过天河、开天门、推天柱骨的时候，炀炀的皮肤均有微微出痧的迹象，我心里暗喜。到摩腹的时候，炀炀因为怕痒，极其不配合，为了避免他反感海派儿科推拿，我先一边完成其他手法，一边想着怎么能分散他的注意力，把摩腹这步完成。

　　想起高兴这几天经常在家哼唱的《牧童之歌》，我灵机一动，笑着问他："炀炀，最近幼儿园老师是不是教了首歌啊，一开始是'红太阳在天上'……后面我忘记了，你唱给高兴妈妈听听好么？"他得意地说："我会我会！"于是他一边唱，我一边轻轻给他用摩腹打节拍，顺利完成了首次推拿！

　　我嘱咐炀炀妈妈，捏脊后由于扶了正气，体温可能会有小幅度上升，儿科推拿清热手法基本在第2天见效，今晚仍然要注意体温变化，若接近他的惊厥体温警戒线，仍需要用物理降温方法或药物方法退热。

推拿方案（一）

治法
退热、补脾肾、缓解腹痛。

扫我看视频

介质

冷水 + 冬青膏。

操作

（1）补脾经 300 次（图 3-3）。

（2）清肺经 300 次（图 3-12）。

（3）补肾经 50 次（图 3-40），揉二马 50 次（图 3-41），按揉百会 50 次（图 3-42），按揉涌泉 50 次（图 3-25），按揉肾俞 50 次（图 3-43）。

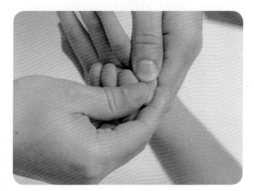

图 3-40　补肾经

（4）清肝经（图 3-44）。

（5）揉小天心（图 3-15）。

（6）清天河水 300 次（图 3-1），打马过天河 10 次（图 3-16），推天柱骨 50 次（图 3-36）。

（7）摩腹（图 3-21）。

（8）拿肚角（图 3-45）。

（9）捏脊（图 3-24）。

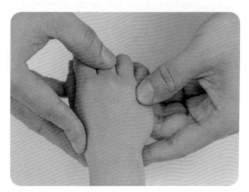

图 3-41　揉二马

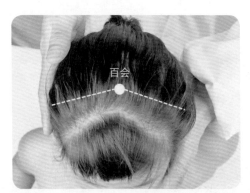

图 3-42　按揉百会

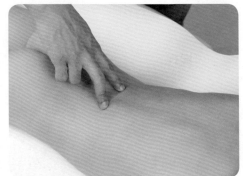

图 3-43　按揉肾俞

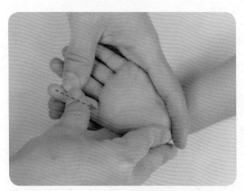

图 3-44　清肝经

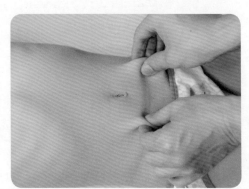

图 3-45　拿肚角

效果

第 2 天上午，炀炀妈妈告诉我，炀炀睡前体温上升到 38.5℃，但是晚上睡得很香，体温也没有再飙升，早晨体温恢复正常。这是炀炀第 1 次没用退热药自己退热，妈妈很激动。下午体温升高至 38.2℃，比推拿前略低。晚上我第 2 次去炀炀家，他精神依然不错，舌苔比前一天稍薄，按之前穴部做了推拿，炀炀配合度比之前高了很多，在说笑中完成了第 2 次海派儿科推拿。

推拿方案（二）

治法

退热、补脾肾、缓解腹痛。

介质

冷水 + 冬青膏。

操作

同推拿方案（一）。

效果

次日早上，炀炀体温退至 37.3℃，但是又出现腹痛现象。炀炀妈妈带他去医院做了 B 超，儿科医生诊断为肠系膜淋巴结肿大，血常规仍然没有感染指征，医生开了小儿消积止咳口服液。午睡后，体温 37.2℃，5 天来首次没有再反弹！听到炀炀妈妈的这些消息，我真为炀炀高兴！

查清了病因，就可以更放心地进行儿科推拿了。岳阳医院程医生说，炀炀身体在恢复期，虚中带实，以虚为主，在热度不高的情况下，减少清热发汗手法，以调补脾肾为主，兼宣畅肺气，慢慢帮他自身恢复。我将之前用的穴部做了微调，因为热度得到了控制，我去掉了防止惊厥的平肝手法，打马过天河和推天柱骨也去掉；摩腹手法做轻，对腹部淋巴结作轻微刺激可促进康复；捏脊手法也轻，重了容易泄气。

第 3 天晚上，我一按门铃，炀炀就飞奔到门口迎接我，推拿结束后，还拿出自己最爱吃的饼干和我一起分享。看着他甜甜的笑脸，我真的很欣慰。

推拿方案（三）

治法

退热、补脾肾、缓解腹痛。

介质

冷水 + 冬青膏。

操作

（1）补脾经 300 次（图 3-3）。

（2）清肺经 300 次（图 3-12）。

（3）招肾顶 50 次（图 3-46），揉二马 50 次（图 3-41），按揉百会50 次（图 4-42），按揉涌泉 50 次（图 3-25），按揉肾俞 50 次（图 3-43）。

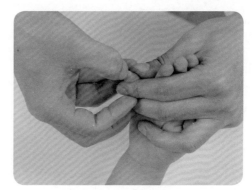

图 3-46　招肾顶

（4）清天河水 100 次（图 3-1）。

（5）轻轻摩腹（图 3-21）。

（6）拿肚角（图 3-45）。

（7）轻轻捏脊（图 3-24）。

效果

第 4 天，我去炀炀家，看到他舌苔颜色正常，食欲、精神都恢复了，只是病后稍虚，原来入眠后盗汗现象更加明显。我把汗证的补脾、补肾的海派儿科推拿手法手把手教给了炀炀妈妈，让她坚持给炀炀做。炀炀妈妈认真学习，并且拍下视频，再三道谢，直夸海派儿科推拿真是不用打针吃药就能治病的好方法！

（高怡琳）

医师点评

中医学认为，足少阴肾经、足厥阴肝经、足太阴脾经、足阳明胃经、足少阳胆经及冲、任、带脉均循行腹部，故腹痛与肝、胆、脾、胃、肾均关系密切。若外感内伤影响这些经脉及脏腑的正常功能，导致气滞或气血不足，即可引起腹痛。

（1）若为感受寒邪所致腹痛，可推三关、按一窝风、拿肚角等。

（2）若为乳食积滞所致腹痛，可清脾经、清大肠、推中脘、分推腹阴阳等。

（3）若为虫扰腹痛，可搓脐、抖脐、拿肚角等。

（4）若为脾胃虚寒、运化失司所致腹痛，可补脾胃、推脾俞、推胃俞、擦肾俞等。

孩子腹痛，家长要查明原因后再进行推拿，若病情加重，建议尽快至医院就诊。

病情好转、恢复期时应注意扶正，减少清热发汗等解表手法，以补肺、健脾、益肾手法为主。

腹痛时要注意避免风寒，注意腹部保暖，以免病情加重。

经常有因腹痛来看病的小朋友，医生会让做个腹部超声检查，发现很多孩子的检查结果都是肠系膜淋巴结肿大，甚至有直径25毫米的，这种情况往往令家长很紧张。为什么会有这种病？是因为小孩子处于淋巴活跃阶段，淋巴结就是淋巴细胞的"小房子"，淋巴细胞多，"房子"就会多。你摸一下孩子的脖子，大部分孩子在感冒时，脖子上都会有些肿大的小疙瘩，这些就是淋巴结了。

肠系膜淋巴结炎与其他部位的淋巴结发炎一样，是局部的感染波及了周围的淋巴结，而不是淋巴结肿大就一定是炎症。比如，一个扁桃体化脓的孩子会有颈部的淋巴结肿大，这是体内的免疫调动的原因，目的是清除病原体。而如果这时淋巴结呈现红肿热痛现象，说明细菌感染了淋巴结，这就是淋巴结炎了。因此，肠系膜淋巴结炎会有腹痛，但大部分是持续痛，便后不缓解，一定是会有高热的，因为是炎症引起的；腹部有压痛甚至反跳痛，很像急性阑尾炎，只是压痛点不像阑尾炎那样固定在右下腹部；多在感冒后出现。小孩子的腹痛绝大部分是肠痉挛引起的，而不是肠系膜淋巴结炎。

（冯燕华　程　波）

肠 胀 气

宝宝资料： 小豆，女孩，8个月。

战病经过： 2015年12月7日，小豆像平日一样，晚上8点左右吃完奶，再小玩一会儿便睡了，我就去干自己的事儿。9点左右，小豆突然大哭起来，她眼睛闭着，小脸涨得通红，不管怎么安抚都不见缓解，为娘很是心疼。哭闹持续了10分钟左右，小豆彻底醒了，看着她嘤嘤的样子，我想大约是白天出去玩得太累、太兴奋，待情绪平复后她或许就能安然入睡了。

但情况并非我想得那么简单，之后的3天又接连出现了类似的情况，晚上入睡后1小时左右出现哭闹，同样双眼紧闭，持续哭闹5～10分钟。这几天一直定时出现同样的情况，我绞尽脑汁回忆自己现有的育儿知识，赶紧去查看小豆的全身情况。刚刚哭醒的她腹部较胀但不僵硬，四肢温暖，口气有点臭，这几天放屁也较平时增多，尿布上的大便质地也比往常稀薄，胃口不如之前。小豆应该是被肠胀气所困扰了，可是对于这个问题，很多育儿专家似乎也给不出效果立竿见影的解决方法。

之后的几晚，我也试图采用海派儿科推拿手法助眠、疏通气机。可无论是头面部手法，还是腹部手法，8个月大的小豆根本无法配合。我还尝试让小豆趴着睡，压迫腹部以求改善胀气，但仍见她嘤嘤哭闹。2015年12月13日的海派儿科推拿讲座中，程医生介绍了推板门的手法，由腕横纹向指端方向推，具有健脾助运、降逆止呕的作用，配合补脾经等手法，可改善呕吐、消化不良、食积、胀气等。当晚我便在小豆睡前喝奶的时候，抓起她的小手实施了上述两种海派儿科推拿手法，小豆睡得很安稳。真是令人惊喜，如此简单的手法，却解决了我这个新手妈妈的头疼事儿。

推拿方案

治法
疏通腑气，解痉止痛。

扫我看视频

介质

按摩油。

操作

（1）推板门，从腕横纹到拇指，双侧各 300 次（图 3-47）。

（2）补脾经，双侧各 200 次（图 3-3）。

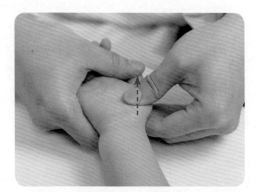

图 3-47　推板门

效果

之后的一周，我一直坚持给小豆进行儿科推拿操作。小豆不仅不再因胀气哭闹了，口气和放屁增多也消失了，胃口变好了，大便质地也正常了。简简单单的海派儿科推拿手法，效果真是立竿见影，面对肠胀气这样的问题，像我这样的新手妈妈再也不用手足无措啦！

（任　莹）

医师点评

　　小儿肠胀气大多是由于胃肠功能减弱，运化无力，致气体无法排出。其病位在肠，病因大多为脾胃虚弱或气血亏虚。故推拿时应重在恢复脾胃功能及行气活血。恢复脾胃功能，可以选用推板门及清、补脾经等手法；行气活血，可以选用逆运内八卦等手法。

　　小儿肠胀气，可以用摩腹等手法温热腹部，也可抱着孩子散步，加快宝宝肠蠕动，排出体内过多气体。日常生活中，家长要注意孩子的饮食结构，少食易胀气食物，如豆制品、牛奶等。

　　肠痉挛是儿童常见疾病，在婴儿期更为常见。主要是由于神经系统对肠蠕动功能的调节不稳定，副交感神经易兴奋，导致肠蠕动过强，发生肠痉挛。其主要症状是阵发性腹痛，每次疼痛间隔数分钟到数十分钟，每次持续 3 ~ 5 分钟，发作可因患儿排气或排便而终止。晚上安静的时候副交感神经兴奋，因此肠痉挛多发生在晚上。由于小婴儿不会说话，主要表现为哭闹不安，而拍拍动动就会好一些，因此肠痉挛常常容易被误解为单纯的失眠问题。仔细观察会发现，这样的

"失眠"吵闹，频率明显高于单纯失眠，而且比较容易再次入睡。记住以上两点，可以帮助我们及早发现不典型的宝宝肠痉挛问题。

小宝宝发生肠痉挛的诱因有许多，如对食物过敏、寒冷、饥饿、消化不良、大便干燥、肠内气体过多，或因喂奶不当，吞咽大量气体等，都可引发肠痉挛。另外，一些研究显示，母乳喂养的宝宝发生肠痉挛与母亲饮用的奶制品有关，食物过敏可能是肠痉挛发生的一个原因。

如果宝宝只是一般的哭吵，不是很厉害，我们首先可以通过摇动和抚慰孩子，用热水袋捂腹部、按揉腹部等方法来减轻孩子的痛苦。如果宝宝经常发生肠痉挛，但每次都不剧烈时，就要赶紧针对可能的诱因进行相关处理。

（1）改变饮食。母乳喂养的母亲要避免食用牛奶、奶制品、鱼和蛋等容易导致宝宝机体过敏的食物；人工喂养的宝宝可以选用水解酪蛋白的配方奶，改善宝宝因消化不良造成的肠痉挛。

（2）控制食入量。宝宝每次喝奶不可过多、过急。宝宝的奶瓶可选用带有排气功能奶嘴的，且气孔不宜过大，避免宝宝喝奶、喝水时吸入大量的气体。

如果宝宝起病急、症状比较严重，家长一定要及时带宝宝到医院就诊，检查是否为肠套叠、肠梗阻、急性胰腺炎等其他病症。千万不可随意给宝宝服药，以免延误治疗甚至造成生命危险。

（冯燕华 程 波）

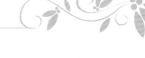

盗 汗

宝宝资料：小诺，男孩，7个月

战病经过：2015年9月7日，中午回家送奶，姥姥说："今天小诺好奇怪呐，玩的时候不出汗，睡着后反而出了一头汗。"我立刻联想到书上说的"心虚者盗汗，睡则汗出，醒则汗止"的症状。姥姥反问："睡觉出汗也是病吗？"这时就体现出我一直学习科学育儿和海派儿科推拿的优势啦，能够迅速判断出宝宝哪些表现是正常的，哪些是异常的，娃生病的时候我就会更从容、更淡定，不急躁、不盲目、不从众。

但我没有立即推拿，毕竟娃才出现这种状况2个小时，而且除了出汗异常，饮食、精神之类都正常。我一直觉得小婴儿是个新生命，从头到脚都是新的，哪来那么多病呢？过度干预或许不利于小娃建立自己的免疫力，也许"抗一抗、睡一觉、喝点水"就好了呢。我让姥姥继续观察，看看娃下午小睡后有没有好转。晚上下班回家，姥姥反馈说出汗更多啦，小枕头都打湿一大片。

这时候不能耽搁了，赶紧推拿。这就是妈妈学推拿的好处，不挂号、不排队，随时推。心虚盗汗者，补脾、肺经，推三关，大补气血，以固其表；分阴阳，以调营卫；揉小天心、补肾水、揉二马，善补肾元；揉肾顶，止汗要穴。

推拿方案

治法
止汗，补气血，调营卫，补肾元。

介质
婴儿润肤油。

操作
（1）补脾经300次（图3-3）。
（2）补肺经100次（图3-48）。

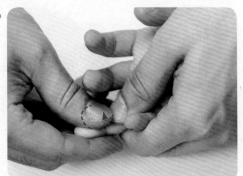

图3-48　补肺经

（3）补肾经 300 次（图 3-40）。

（4）揉小天心 50 次（图 3-49）。

（5）揉二马 50 次（图 3-41）。

扫我看视频

（6）分推手阴阳 100 次（图 3-50）。

（7）推上三关 300 次（图 3-23）。

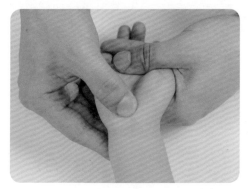

图 3-49 揉小天心

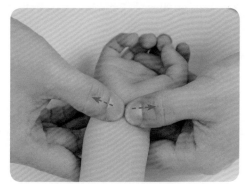

图 3-50 分推手阴阳

效果

7 个月的小娃还不懂得享受推拿，坚决不配合，安静地躺几秒钟，眨眼就要翻身到处爬。于是姥姥一边按住娃，一边拿玩具逗他，我在旁边抓住小手赶快推。当天晚上推了 1 次，夜里睡觉没有盗汗。第 2 天早上又推了 1 次巩固，娃的盗汗问题就完全好了。没想到小儿推拿的效果这么好，真是应了那句"腑脏清灵，即拨即应"啊！

小诺这次生病痊愈很快，只有 1 天的时间。这更加坚定了我努力学习海派儿科推拿的决心。如果没有学过海派儿科推拿，我就不会及时发现小诺出汗的异常。这让我想起有一次去另一个宝宝家玩，我发现宝宝山根（鼻梁）处出现了青筋，就告诉宝妈宝宝可能脾胃受了寒，或者吃多了有积食，建议她去找医生看看。宝妈说她还以为这是正常的呢，因为邻居家的宝宝也是这样的。小儿推拿教会了我判断宝宝的异常状况，从而在生病初期就能及时发现，不至于耽误了病情。

另外，小儿推拿教会了我在宝宝生病时及时干预。任何时间，任何地点，只要宝宝出现了异常，都可以先推一推，小病可能就好了，大病也有助于控制病情。不用动不动就去医院门、急诊排长队。不论是在家里，还是出远门，妈妈的一双手，就是宝宝的保护伞。

（张　丹）

医师点评

小儿"阳常有余，阴常不足"，素体阴虚，若后天失调，致心阴不足，虚火内生，就会迫汗外出，出现"盗汗"。故本病与心关系密切。其治疗主要以滋阴、补血、摄汗手法为主：滋阴，可补肾经、揉肾俞；补气血，可推三关；止汗，可揉肾顶。

中医学将在醒觉状态下出汗称为"自汗"；将睡眠中出汗称之为"盗汗"。盗汗是中医的一个病证名，是以入睡后汗出异常，醒后汗泄即止为特征的一种病证。"盗"有偷盗的意思，古代医家用盗贼每天在夜里鬼祟活动，来形容该病证具有每当人们入睡或即将入睡之时，汗液像盗贼一样偷偷地泄出来的表现。

盗汗有生理性和病理性之分，尤其是小孩生理性盗汗的发生率很高，有时弄得家长非常紧张，这就需要掌握如何区分生理性和病理性盗汗。

（1）生理性盗汗：小儿时期，皮肤十分幼嫩，所含水分较多，毛细血管丰富，新陈代谢旺盛，植物神经调节功能尚不健全，活动时容易出汗。若小儿在入睡前活动过多，机体内的各脏器功能代谢活跃，可使机体产热增加，在睡眠时，皮肤血管扩张，汗腺分泌增多，大汗淋漓，以利于散热。其次，睡前进食可使胃肠蠕动增强，胃液分泌增多，汗腺的分泌也随之增加，这可造成小儿入睡后出汗较多，尤其在入睡最初 2 小时之内。此外，若室内温度过高，或被子盖得过厚，或使用电热毯时，均可引起睡眠时出汗。

（2）病理性盗汗：有些小儿入睡后，出汗以上半夜为主，这往往是血钙偏低引起的。低钙容易使交感神经兴奋性增强，好比打开了汗腺的"水龙头"，这种情况在佝偻病患儿中尤其多见。但盗汗并非是佝偻病特有的表现，应根据小儿的喂养情况、室外活动情况等进行综合分析，还要查血钙、血磷及腕骨 X 线摄片等，以确定小儿是否有活动性佝偻病。

（冯燕华　程　波）

口唇疱疹

宝宝资料： Eric，男孩，7 周岁。

战病经过： 跟往年一样，到了秋季，Eric 又因为秋燥，内火重，嘴角开始发小疱疱了，破掉的部分还有点出水。我记得在幼儿园的时候，还被卫生老师误认为手足口病呢。今年看到他嘴角起疱后，我的第一反应是海派儿科推拿讲座时老师教过的解表清热手法，而不再是找清热解毒的中成药给他吃了。查了一下培训时冯燕华主任及程波医师教授的方法，我采取了以下手法：发汗解表——开天门，推坎宫；发汗透表——掐揉二扇门；清热解表——清天河水，退六腑。在这过程中，每天给他喝荸荠冰糖水（荸荠有清热作用，冰糖不易上火、生痰）。

推拿方案

治法

发汗解表，清热祛火。

介质

麻油。麻油本就有清热作用，也无任何副作用及化学成分。

操作

（1）开天门 64 次（图 3-7）。

（2）推坎宫 64 次（图 3-8）。

（3）掐揉二扇门 64 次（图 3-51）。

（4）清天河水 64 次（图 3-1）。

（5）退六腑 64 次（图 3-2）。

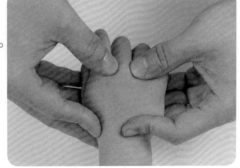

图 3-51　掐揉二扇门

扫我看视频

效果

开天门和推坎宫对 Eric 来说是种享受。招揉二扇门时，他有轻微出汗，我知道这是推拿起效果了。隔天推拿，一共推拿了 3 周。Eric 以前嘴角起疱需要 2～3 周的时间痊愈。没有学习推拿之前，我只能采取让他多喝水、多吃蔬菜的方法或是吃些清热解毒的中成药。这次使用推拿手法后，他嘴角的疱 1 周半就痊愈了，虽然口气还是有，但还是让我看到了推拿的神奇效果。现在 Eric 很喜爱推拿，每天临睡前都要求来一套推拿保健。

（朱惠华）

医师点评

小儿为纯阳之体，阳气偏盛，故秋天极易遭受风燥之邪，出现口唇疱疹等。推拿手法以清热发汗解表为主，发汗解表可用开天门、推坎宫等手法；清热解表可用清肺经、清天河水、退六腑等手法。

燥为秋季的主气，属于中医所说的阳邪，容易损伤人体津液，这个季节很多人会出现嘴角烂、嘴边起小水疱的情况，俗称"烂嘴角"。西医称之为口唇疱疹，这是一种病毒感染引起的疾病。当免疫力下降，潜伏于体内的疱疹病毒大量繁殖，从而导致嘴角起疱。根据此类病情有红肿的表现，属于中医中"火"邪致病的范畴，常常称之为"上火"。

由于口唇疱疹属于自限性病毒感染，只要不继发感染，即使不予治疗也可在数周后自行痊愈，决定病程长短的关键就是自身的免疫力高低。如果自身免疫力很高，可能就算有病毒感染也不会发病。如果1年内反复发生5次以上的口唇疱疹，说明患者的免疫力已经比较低下。此时，应该予以高度重视，及时请医生治疗，并及时调理体质，改变不良生活习惯，增强免疫力。

秋季是口唇疱疹的高发季节之一，入秋后人们应多吃新鲜的蔬菜水果，少吃煎炸燥热辛辣之品，适当运动，保证充足的睡眠时间，保持情绪愉快，学会自我缓解压力，多饮水。喝荸荠冰糖水，用百合、麦冬等滋阴药物泡茶或煮水，多喝蜂蜜、牛奶、百合雪耳糖水等滋阴润燥的饮料，可有效预防"烂嘴角"。

（冯燕华　程　波）

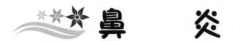

鼻　　炎

宝宝资料： Eric，男孩，7 周岁。

如今的空气质量真的非常糟糕，很多宝宝都是过敏体质，而在这些过敏体质的孩子中，过敏性鼻炎又占据了很大一部分。Eric 并非天生鼻炎，也是因为糟糕的空气质量影响，使得他变成了过敏性鼻炎。每到春秋季，都要和鼻炎进行一番"抗战"。每天早晨起床喷嚏不断，餐巾纸堆成小山。鼻炎药水对他来说效果已经不是很明显了，只能吃抗过敏药。但毕竟"是药三分毒"，常吃药，我心里难免会担心。抱着试试看的心态，我尝试了海派儿科推拿，查了一下参加海派儿科推拿讲座时冯燕华主任及程波医师教授的方法，采取了以下手法：揉迎香（大一点孩子完全可以自己揉），拿风池，抚鼻，并每天坚持用热毛巾敷鼻。

推拿方案

治法

提正气，补肺气，通鼻窍，增强免疫力。

介质

无。

操作

（1）揉迎香 64 次（图 3-11）。

（2）按揉风池 10 次（图 3-52）。

（3）洗井灶 100 次（图 3-53）。

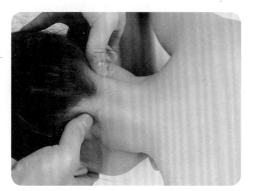

图 3-52　按揉风池

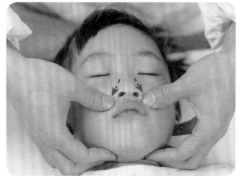

图 3-53　洗井灶

效果

揉迎香的部分都是 Eric 自己来完成的，对他来说就像做眼保健操一样简单。风池这个穴位其实非常容易找，不过 Eric 很怕痒，不是每次都肯让我操作的。抚鼻同时也可以帮助他排出鼻涕，缓解鼻塞。

另外，程波医师教了一个他的独门诀窍，就是用热毛巾敷鼻，直至毛巾变冷，反复几次。这个方法的作用是可以让鼻子适应冷热的变化，以后季节变换时，鼻子就不会那么敏感了。但是也有个小问题，Eric 觉得毛巾敷鼻有点闷，不是很配合。同期参加培训的方奶奶教了个小窍门给我——用口罩代替毛巾。

虽然针对鼻炎，医生也建议洗鼻，但对于孩子来说，这是很难完成的任务。

按以上手法推拿了 3 周，Eric 早晨喷嚏状况有所改善。

（朱惠华）

医师点评

中医学认为，肺为娇脏，小儿抵御外邪能力较差，适应外界气候变化的能力较弱，易于遭受外邪侵袭。肺合皮毛，开窍于鼻。故本病病位主要在肺，其治疗主要以提升正气、补肺气手法为主。

造成过敏性鼻炎的因素很多，常见的如食物、尘螨、花粉、猫狗的皮屑及分泌物等。有时候为了搞清楚究竟是哪种原因造成的过敏，医生常常会给宝宝查一下过敏原。过敏原检测报告中包括了绝大部分的吸入物及食物的项目，但是由于科学的局限性，过敏原只限于已有的检查试剂，并非所有的都能查出来。

而且仔细观察这张报告，你会发现其中并不包括冷热温度变化的检测。但其实除了花粉、灰尘、食物、动物毛发及皮屑等会引起过敏性鼻炎外，冷热交替也是诱发过敏性鼻炎的常见因素。因此，除了在冬季来临时，生活中注意防寒保暖外，平时还要针对季节、天气变换所导致的冷热交替进行脱敏。其实很简单，我们可以用热毛巾间歇性地敷鼻子来模拟冷热的交替。敷一下，拿开一下，重复操作，直到毛巾变凉，可以多次操作。只要坚持这样操作一段时间，慢慢地，我们就不会再被天气变化导致的冷热交替而困扰。

（1）平时注意多进行户外活动，提高身体素质。

（2）饮食上应注意少食易过敏食物，如鱼、虾、海鲜。

（3）平时感冒或发热较轻时应尽量少用抗生素，多做发汗解表类推拿手法，提高自身免疫力。

（冯燕华 程 波）

入睡困难

宝宝资料：高兴，女孩，5周岁。

战病经过：不知道是不是因为我怀孕的时候睡得晚，高兴从小也睡得晚，入园前尤其明显，关了灯陪着她睡，常常能听见她嘴里叽里咕噜不知道嘀咕些什么，手脚不停地动，一直动到她睡着。大部分时候，我都睡着了，还被她吵醒好多次，最后睡意全无，一看手表已经过去1～2个小时了，转脸一看，她仍然精神抖擞，结果第2天早上困得起不来床。

高兴2～3岁时，这样的情况几乎每天都在发生！要知道发育中的孩子，夜间分泌的生长激素是白天的3倍，睡得晚怎么能长得高？虽然我尝试过各种方法，比如白天加大运动量、睡前听舒缓的音乐、讲故事给她听、睡前喝奶，但都收效甚微。我几乎每天都为她入睡的事情焦虑。

高兴3岁时候，我曾看见某姥姥的儿科推拿视频，介绍了一个催眠穴（就是印堂），说孩子睡眠不好，一用就灵。好吧，我试试。当时还没学过儿科推拿，就依葫芦画瓢地用手指在高兴的两眉中点画圈圈，一边画一边数，数到280圈的时候，高兴还真安静地睡着了。我激动得不行，奔走相告！可是后来再试，就没效果了，圈圈转20分钟，转得我手腕都快断了，高兴也没有睡意。搞不清其中道理，我就放弃了。

后来高兴上了幼儿园，作息有了规律，入睡困难的情况有了改善，但是睡前经常要和我"总结"很多问题，比如今天幼儿园哪个小朋友没来上学，是什么原因，今天午睡的时候哪个小朋友和另一个讲话了……或者不说话，手脚动。基本要半小时以上才能逐渐安静下来，进入睡眠。10点半能睡着已经算早了，也难怪她的小闺蜜比她高了半个头，人家睡得早啊！

参加海派儿科推拿公益讲座时，程波医生讲到按揉印堂有安神助眠作用的那一段，我马上竖起耳朵，这讲的不就是我试过的么？但是那时候我没学过手法，不得要领，不知道海派儿科推拿手法要持久、有力、均匀、柔和，从而达到深透的效果。估计那时候手腕紧，发力方法不对，轻一下重一下，快两圈慢三圈的，效果就没显现出来。于是，我决定回家后用正确的海派儿科推拿方法再试试。

推拿方案

治法

安神助眠。

介质

无。

操作

（1）按揉印堂 10 ~ 15 分钟（图 3-54）。

（2）捣小天心 50 次（图 3-15）。

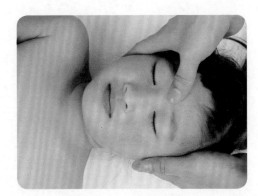

图 3-54　按揉印堂

效果

晚上睡前我关上灯，保持环境安静，先用中指在高兴印堂部位按揉，觉得疲劳的时候，我会将按揉和鱼际揉交替使用。只要开始做这个手法，高兴就关上话匣子不吭声了，按揉 4 ~ 5 分钟，她的身体也随之安静下来，到 10 分钟左右，就能听见她均匀的鼻息声了，然后我再按揉一会儿就慢慢停下。每到这时，我都忍不住打开床头的台灯，看看她红扑扑的小脸蛋和那安逸的神情，轻轻亲她一口，然后我也能安然进入梦乡啦！另外，高兴舌尖红的时候，我会加上捣小天心的手法加强清热、安神的效果。这一年，高兴睡得早了，配合补脾经、捏脊等手法调理脾胃，以及每周的舞蹈课锻炼，高兴的身高长得非常不错，和小闺蜜的身高只差 2 ~ 3 厘米了！我也越来越喜欢自己这双手，为孩子正变得越来越灵巧的妈妈的手！

医师点评

宝宝入睡困难还得先找出具体的原因，然后再对症处理。

经常入睡困难的孩子，往往平时没有养成规律的睡眠习惯。3 ~ 6 岁正是孩子贪玩好动、好奇心强、思维比较活跃的时候，从早到晚，他们总是玩不够。如果白天能保证孩子充分的活动量，一般情况下，孩子晚上会按时就寝。每个孩子的具体情况不同，不要对孩子的睡眠时间做硬性规定，越是强迫孩子睡觉，越是适得其反。一般 3 ~ 4 岁的孩子，每天应保证 12 小时左右的睡眠时间；5 ~ 6 岁的孩子，每天应保证 8 小时左右的睡眠时间。睡眠是神经系统从兴奋到抑制的交替过程，如果能养成规律的睡眠习惯，一般的孩子到了睡眠时间，都会自己乖乖地入睡。

如果孩子失眠，应尽量在初级阶段进行纠正，避免形成习惯性失眠。由于生理因素引起的失眠，只要处理及时，很快就会好转；由心理因素造成的失眠，除了要尽快消除不良因素，还应给予孩子足够的心理支持，帮助孩子改善情绪。采用一些有助睡眠的方法，如用热水洗脸、泡脚等；做一些睡觉的准备，如给孩子讲轻松愉快的故事或听轻松的音乐；在医生指导下做一些暗示、松弛疗法等，设法使孩子在睡前半小时内安静下来，放松心情，都有助于孩子入睡。

（冯燕华　程　波）

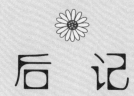

后 记

　　昨晚整理完最后一篇病症的实操手记，合上电脑的那一刻，我思绪万千。

　　接下《海派儿科推拿：妈妈手记》主编任务的时候，其实内心非常忐忑，我系统学习海派儿科推拿的时间并不算久，手法也只在女儿身上做过。在较短的时间里，要收集涵盖小儿常见病症的防治手记，其可操作度能有多少，我心里真的没底。

　　要写手记，首先需要有推拿案例，我只有一个女儿，她不可能把所有的儿科常见病症都经历一遍，从而让我有机会操作相应的儿科推拿手法，我也不是医生，那么多病例从哪来？某天早上，看见女儿高兴的幼儿园班级群里，家长因孩子生病向老师请假的微信消息，我突然有了一个想法。高兴班里的同学都是海派儿科推拿适龄的孩子，家又都在附近，由于我是幼儿园家委会成员，经常会到幼儿园给孩子们上家长课，平时又热衷于公益活动，高兴的这些同学对我也比较熟悉，何不从他们开始推起？于是我尝试着和生病孩子的家长联系，问他们是否愿意试试用海派儿科推拿的方法治疗疾病。不知是出于对海派儿科推拿的信任，还是出于对我的信任，家长们都同意我上门做海派儿科推拿。我告诉自己，好的开端是成功的一半。

　　上门前，我会仔细和家长沟通，记录下孩子的年龄、性别、症状、体温、用药情况等信息，把这些信息填写成问诊单，发给医生，向他们请教。医生根据临床经验给出海派儿科推拿的处方，我仔细体会每个手法运用的意义，有不明白的地方及时请教直至完全明白。然后带上介质和小碟子出发，洗净双手，用温水暖手后给孩子们做海派儿科推拿。随着推拿的孩子越来越多，渐渐地，我根据问诊单自己列海派儿科推拿手法，请医生做修改或增减。直至有一天，医生说："可以的，就按照你写的推。"那种成长的感觉，真的让我有了发自内心的喜悦之情！

虽然这些小朋友都认识我，但每个孩子都有自己的个性，除了会运用手法，还要有和他们沟通的技巧。

我第一次推高兴以外的小朋友是她的好朋友雯雯，雯雯是个害羞的小女孩，我怕她反感海派儿科推拿，便带上了高兴先和她玩了会儿，缓解她可能产生的紧张情绪，然后和她说："高兴妈妈等下会在你身上捏一捏、按一按，做推拿来为你治病，但是保证不会痛。"高兴也打边鼓，结果雯雯全程都很配合。

高兴的另一个同学炀炀是个特别怕痒的男孩，第1次给他摩腹的时候，他弓着背笑得咯咯咯，腹部肌肉紧绷，我尝试了几次都没法继续。于是我把别的手法先完成，然后和他一起唱幼儿园里学的歌，用歌曲的节奏作为摩腹划圈的节拍，完成了整套的海派儿科推拿套路。这些都是成功的案例。

　　当然，也有失败的，迪迪咳嗽发热，原本等着晚上去医院打点滴，我请教完医生后，在饭后去为他推拿。量体温在37.3℃，我关照迪迪妈妈，这种体温，加上精神状态好，可以不要去医院了，妈妈很高兴。次日早上一醒，我就问迪迪情况，妈妈说也还只有几分热，我便安心了，让妈妈正常护理，我晚上再去。没想到，中午妈妈告诉我，她上班后奶奶想想不放心，还是带去医院打了点滴。得知这个消息我备感心痛，原可以不受针药之苦的孩子硬是被拉去扎了这一针。对于小儿推拿，还有太多的家长不了解，不愿意尝试或者质疑，我们还有很多的工作要做。

　　一个多月的病症收集、上门推拿，我积累了海派儿科推拿的实操经验。那些寒冷的日子，我几乎每天晚饭后就去小朋友家，有时一晚上去两家。每次推完后，把孩子的反应、病情变化记录下来，回家后打开电脑写手记。原来修长的指甲剪了又剪。由于晚上天气寒冷，我自己还患了一场风寒感冒。回过头来想想医生们，要观察每个孩子的病症，除了四诊合参、八纲辨证，还要根据每个孩子的个性做手法和治疗方法的微调，每天几十个孩子一个一个推拿。做好一名儿科推拿医生是多么不易！

光靠我一个人的力量是远远不够的，于是我开始在几个公益儿科推拿群、初级培训班的群里发送征稿通知。越来越多的家长加入《海派儿科推拿：妈妈手记》编委的队伍，整本书一共收录了 11 位家长的 17 篇手记，同时收录海派儿科推拿心得 7 篇。每篇稿子，我都和作者反复沟通后悉心调整、修改。

其中 April 的爸爸牛天坤，是一个强壮的"空中飞人"，他用仅有的休息时间学习海派儿科推拿，写了心得，还在孩子高热的时候用学到的手法多次为女儿成功退热，写下推拿手记并投稿给我！

瑞槟的奶奶方惠珍身在国外，她的稿子是戴着老花镜，通过微信对话框，用大拇指一个字一个字拼写出来发给我的！

李恬在投稿前右手骨折，在右手不便的情况下，用左手学海派儿科推拿，还带着伤痛写稿。女子本弱，为母则刚！

越来越多学会儿科推拿的家长不光在给自己的宝贝做海派儿科推拿，还为身边的孩子提供帮助、带去健康。

如今，在我们海派儿科推拿的队伍里，不仅有母亲的身影，还有爸爸、外婆、奶奶。感谢每一位投稿的家长，使得本书的每一篇手记都来源于真实案例，每一篇手记都充满着爱和期盼！感谢所有为爱付出的你们，由衷地为你们点赞！

美国女孩Ashley被中医文化的博大精深所吸引，想要学习海派儿科推拿，她的朋友李珊女士和她一起学习并为她做翻译，并且表示以后如果开国际课程，她非常乐意帮忙做助教。陈晓荣先生用业余时间为海派儿科推拿系列丛书拍摄穴部、手法等照片，不收取任何费用！越来越多的人加入到我们的队伍中来，让我充分体会到，用心做一件充满正能量的事情，会有越来越多的人来助力！

《海派儿科推拿：妈妈手记》终有截稿的时候，但是海派儿科推拿的学习之路还很长。要让更多家长了解、接受海派儿科推拿，才能让更多的孩子少用针药，靠自己的免疫系统抵御疾病乃至真正健康起来！借用岳阳医院推拿科团队的口号作为结尾——推拿人在路上，我们一直在努力！！

高怡琳